Kurztrip zur Hölle
Diagnose Rachenkrebs

Anton Dobrowsky-Ziegelmayer

© 2020 Anton Dobrowsky-Ziegelmayer

Herstellung und Verlag: BoD – Books on Demand,
Norderstedt

ISBN: 978-3-7504-3519-3

Vorwort

Ich habe dieses Buch aus zwei Gründen geschrieben. Um Mut zu machen und um aufzuklären. Aufzuklären, was Betroffene in medizinischer Hinsicht erwartet, denn Ärzte halten sich in Ihren Aussagen über den bevorstehenden Krankheitsverlauf eher bedeckt.

Und auch aufzuklären wie man meiner Meinung nach am Besten mit dieser „schrägen" Situation umgeht, die einen plötzlich aus dem Nichts völlig aus dem normalen Leben reißt.

Jeder geht mit so einer Situation anders um. In diesem Buch erzähle ich Euch, wie ich persönlich es geschafft habe und lasse Euch auch mit meinem damaligen Online-Tagebuch an meinen Gefühlen während dieser Zeit teilhaben.

All diese Einträge (*im Buch wie hier kursiv gedruckt*) lasse ich bewusst exakt so, wie ich sie damals geschrieben habe. Ja, da kommen auch Fäkal-Ausdrücke vor, denn wenn´s mir Scheiße ging, hab ich das exakt so formuliert. Und wenn mich Zorn oder Schmerz auch mal derb Gott und die Welt verfluchen ließen, möge mir man das verzeihen. Wer das nicht tut, werfe den ersten Stein, den ich mit einem Lächeln volley übernehme und ins nächste Tor köpfle.

Sofort vorweg das Wichtigste – meine Tipps für Betroffene und deren Familien:

- **AUF KEINEN FALL GOOGELN**
  Finger weg vom PC. Im Internet steht kaum Hilfreiches und noch weniger Aufbauendes drin. Das Meiste macht dich nur fertig und zieht dich runter.
  Ich war so blöd und hab es getan. Bringt überhaupt nichts, jeder Krankheitsverlauf kann ein wenig anders sein. Es kommt auf das Erkennungsstadium, das Alter und viele weitere Faktoren an. Im Netz stehen dann meist nur die negativen Beispiele, aber nichts

von den massenhaft „normalen", heute wieder gesunden Menschen. Sag auch deinen Freunden und Verwandten sie sollen das googeln bleiben lassen. Auch sie würden Sorgen entwickeln, die sie möglicherweise niemals hätten. Im Internet steht wirklich kaum Wissen, das sie verwerten können. Wirklich nicht!

- **HANDLE SCHNELL**

  Ein Tumor wächst und streut. Nach Deiner Diagnose ist es Zeit zu handeln, und zwar schnell. Nimm Dir zwei intensive Wochen, kontaktiere zwei-drei verschiedene Ärzte, aber dann entscheide Dich und fang an! Diese Krankheit kannst Du nicht „aussitzen", es ist kein Zahnweh, das von selbst wieder verschwindet. Je schneller das kleine Schalentier aus Deinem Körper befördert wird, desto besser. Raus mit dem Krebs!

- **WENN SCHON, DANN REDE MIT MENSCHEN, DIE ES POSITIV ERLEDIGT HABEN**

Von wem kann es bessere Infos geben als von denen, die schon wissen wie´s läuft? Und von denen gibt´s mehr als Du denkst. Leider, aber auch zum Glück!

- **MEIDE NEGATIVE UND WEINERLICHE PERSONEN**

„Uii – Krebs, oh mein Gott!

Der Nachbar meines Schwippschwagers hat das auch gehabt, das war furchtbar! Und wie der gelitten hat! Und dann ist er gestorben auch noch! Du armer Kerl."

Hey – das soll Dich weiter bringen??? Sicher nicht! „Ermahne" solche Personen einmal, im Wiederholungsfall meide sie. Auch sie ziehen dich nur runter!

- **KEINE SELBSTVORWÜRFE**

  Hätt ich doch nie geraucht, getrunken, mehr
  Gemüse gegessen,…bla bla bla.

  Hey, das bringt Dich jetzt auch nicht vorwärts,
  zieht Dich ebenfalls nur runter. Was geschehen
  ist, ist geschehen. Das war eben bisher Dein
  Leben, jetzt startet ein anderes.

  Schau vorwärts!

- **KEIN KOPFZERBRECHEN**

  Zerbrich Dir nicht den Kopf über Dinge, die
  Du nicht ändern kannst.

  Warum gerade ich? Was wird sein, wenn
  dieses oder jenes passiert? Das bringt nichts
  und macht Dich nur fertig. Über gegebene
  Fakten rumgrübeln ändert die Fakten nicht.
  Über das was sein könnte zu grübeln, ändert
  den Lauf der Dinge auch nicht. Mach Dich
  nicht selbst fertig!

- **VERDRÄNGE JEGLICHEN TODESGEDANKEN**

  ICH sterbe sicher nicht an Krebs. Ja, ein paar Leute sterben dran, aber ICH sicher nicht. Außerdem stirbt man heute kaum noch an Krebs, man lebt damit. Ich kenne mittlerweile massenhaft Leute, die den Krebs überlebt haben (wohl selektive Wahrnehmung). Fast alle Krebsarten sind heute heilbar. Am besten Du siehst es wie jede andere Krankheit – das ist es, das hab ich, das ist die Behandlung, gut, dann machen wir das eben.

- **LENKE DICH AB**

  Es bringt nichts, dauernd über Deine Krankheit zu reden oder darüber rumzugrübeln. Lenk Dich bestmöglich ab, stürz Dich in ein Hobby. Denke nur an die Krankheit, wenn Du Diesbezügliches zu erledigen hast. Bitte auch Freunde das zu tun.

- **RICHTE EINE INFOGRUPPE EIN (WHATS APP, FACEBOOK,...)**

Auch wenn es Kumpels und Familie gut meinen – ich brauche nicht täglich elf Anrufe und fünfzehn SMS mit der Frage wie es mir geht. Ich sag Euch schon, wenn sich etwas Neues tut. Bis dahin geht's mir eben mal besser, mal schlechter. Die Krankheit zieht sich leider doch über längere Zeit. Gründe eine Whats-App- oder Facebookgruppe, in der Du die Leute informierst, die Du informieren möchtest. Sonst bitte sie, mit Dir nur über das Thema zu reden, wenn Du damit beginnst. Du musst ja auch mal den Kopf frei kriegen. Nichts ist schlimmer als dauernd in Watte gepackt zu sein, Du willst im Alltag normal behandelt werden!

- **DU BIST JETZT DER „SUPERSTAR"**

Sorry, jetzt ist keine Zeit auf andere übertrieben Rücksicht zu nehmen. In erster Linie musst du nun tun, was dir gut tut. Hast du dir etwas ausgemacht, aber fühlst dich plötzlich unwohl, sag eben ab, auch kurzfristig. Dein Termin sollte das verstehen. Wirst du zu etwas eingeladen, was du nicht willst, tu's eben nicht und geh nicht hin. Widme deine ganze Kraft dir, deinem Wohlbefinden und somit deiner Genesung, hör auf deinen Körper und deine Gefühle.

- **MEIDE ALLE DINGE DIE DICH RUNTERZIEHEN**
Da sind auch Bücher oder das Fernsehprogramm ein wichtiges Thema.
„Plattfuss in Hongkong" ist als Abendfüller weit mehr geeignet als Filme, in denen der Dackel stirbt oder das Kind erkrankt.

- **TEILE DIE KRANKHEIT IN EINZELNE STEPS AUF**

  Erledige was zu erledigen ist Step by Step.

  Jetzt erledige ich die Operation –

  Geschafft, geil!

  Jetzt erledige ich die erste Chemotherapie –

  Geschafft, geil!

  Jetzt erledige ich die Radiotherapie –

  Geschafft, geil!

  Und dann schau immer auf das bisher Geschaffte zurück, hake es ab und sei stolz. Und schau nur immer auf EINEN, also den nächsten Punkt voraus, den es zu erledigen gilt. Und den erledige dann! Damit wird die gesamte Aufgabe leichter zu bewältigen und wirkt nicht unschaffbar groß (eben nicht „oh mein Gott, was hab ich noch alles vor mir")

- **QUÄLE DICH NICHT UNNÖTIG**

  Spare nicht damit, was die Medizin hergibt. Es ist eine Ausnahmesituation. Deine Tapferkeit kannst Du anders beweisen. Also, wenn´s weh tut, nimm Novalgin (oder ein anderes leichtes Schmerzmittel). Tut´s noch mehr weh, dann eben Tramal (oder ein anderes schweres bzw. Schmerzmittel mit Morphium-Anteil).

Kannst Du nicht schlafen oder ist dir von der Chemotherapie sauübel, dann nimm die dafür vorgesehenen Mittel.

Bist Du seelisch down, kannst deshalb nicht schlafen, findest einfach keine Ruhe, probier auch mal Canabis. Das gibt´s auch in Tropfen und ist besser, als viele chemische Glücklichmacher, die möglicherweise sogar süchtig machen oder deinen Magen ruinieren. Die Ärzte sind bei Krebs meist wirklich großzügig, Du bekommst (fast) alles, wenn Du danach fragst, oder darum bittest. Und wenn nicht, dann wechsle den Arzt! Du stehst jetzt im Mittelpunkt, Dein Wohlbefinden ist wichtig!

- **MACH PLÄNE, PLÄNE, PLÄNE**

  Plane was Du alles tun wirst, wenn die Sache erledigt ist. Mach Pläne, Pläne, Pläne.

  Plane eine Reise bis ins letzte Detail. Was Du Dir alles anschauen wirst. Schau Youtube-Videos darüber, googel, lese (da sind wir wieder beim Thema „Ablenkung"). Ja nicht hängen lassen, in der Ecke hocken und nur an seine Krankheit denken.

- **LASS ES DIR GUT GEHEN**

  Mach alles was Du medizinisch kannst und darfst, hab Spaß (bei unterschiedlichen Krebsarten Verschiedenes möglich).

- **VERTRAUE DER SCHULMEDIZIN**

  Wunderkräuter aus der Steppe von Krakosien mit tollen Empfehlungen selbsternannter Gurus können Dich im schlimmsten Fall Dein Leben kosten, vor allem wenn Du sie statt anerkannten medizinischen Therapien einsetzt.

Natürlich kannst Du begleitend gesunde oder „spezielle" Naturprodukte zu Dir nehmen, aber auch wenn es Verschwörungstheoretiker weltweit anders sehen – unsere Mediziner wissen schon, was sie tun. Ich bin jedenfalls gut damit gefahren (und alle Betroffenen, die ich kennengelernt habe auch).

- **ES GEHT VORBEI**

  Nochmal – vergiss nie, dass heute fast alle Krebsarten heilbar sind. Die Zeit ist hart, manchmal sauhart, aber sie geht vorbei!!!

Meine Geschichte

12.September 2016

Schon über eine Woche quälten mich diese verdammten Halsschmerzen. Ich lebte förmlich von Hustenzuckerln, die schärfer und schärfer wurden, um den Hals zu betäuben. Aber wegen ein bisschen Halsweh rennt ein Mann doch nicht gleich zum Arzt. In ein paar Tagen waren die sicher überstanden.

14.September 2016 Vormittag

OK, jetzt reichte es mir, ich hatte genug. Von selbst ging der Mist scheinbar doch nicht weg. Brauchte wohl Antibiotika. Na dann musste ich eben doch zum Onkel Doktor gehen.

14.September 2016 Nachmittag

Was war das jetzt? Er sah da was im Hals, das er nicht deuten konnte. Ins Spital sollte ich fahren, mir das anschauen lassen. Ins Spital? Seit wann muss man mit Halsschmerzen ins Spital?

15.September 2016 (ein Freitag)

Na meinetwegen, so fuhr ich eben gleich am nächsten Tag ins Spital. Nach der üblichen endlos scheinenden Wartezeit auf der Ambulanz kam ich endlich an die Reihe. Mit so einem „Schlauchdings" auf dem vorne eine kleine Kamera sitzt, fuhr mir der behandelnde Arzt durch das Nasenloch in den Hals hinunter, murmelte etwas in seinen nicht vorhanden Bart, um mir schließlich mitzuteilen: „Sie bleiben hier, bitte fahren Sie in den vierten Stock. Sie haben ein Gewächs im Hals. Bis Montag erhalten Sie starke Antibiotika, dann werden wir in einer kleinen Operation unter Vollnarkose ein paar Proben davon entnehmen."

Ein wenig war ich ob dieser Diagnose schon beunruhigt. Seit wann bleibt man mit Halsschmerzen im Spital? Wozu müssen da Proben entnommen werden? Auf meine diesbezüglichen Fragen reagierte der Arzt eher verhalten. „Ich kann dazu wirklich nichts Genaues sagen. Möglicherweise ein Abszess."

18.September 2016

Gleich am Morgen die übliche Prozedur, die die meisten von uns schon einmal erlebt haben. Seit Mitternacht durfte ich weder essen noch trinken, am Morgen gab´s ein beruhigendes Tabletterl, im Operationssaal ein Spritzerl und weg war ich. Als ich wieder erwachte, hatte ich ein Kratzen im Hals und die üblichen, schon eingangs erwähnten aushaltbaren Halsschmerzen.

19.September 2016

Am Vormittag wurde ich sang und klanglos entlassen. Man würde die entnommenen Proben nun einschicken, mehr könne man mir noch nicht sagen, ich soll am Freitag wieder in der Ambulanz erscheinen, um das Ergebnis zu besprechen. Langsam wurde ich nun doch ein wenig beunruhigt.

23.September 2016

Mein Schicksalsdatum, das heute in Form einer blutroten Tätowierung meinen Bauch ziert (ein Tiger der blutig einen Krebs zerkaut).

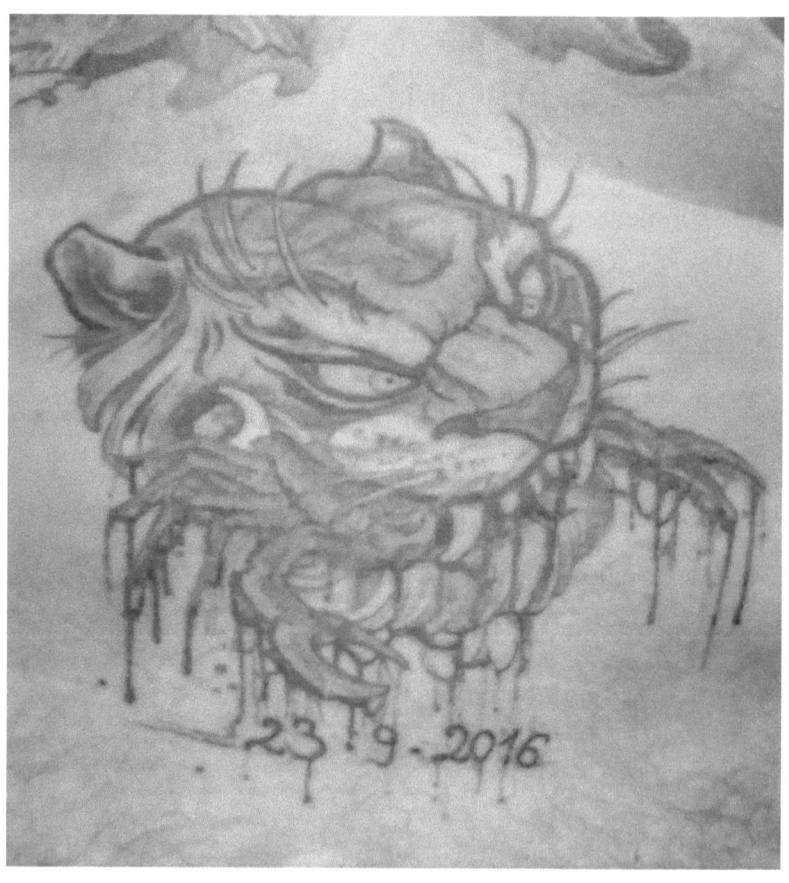

Pünktlich um 9.00 Uhr erschien ich im Krankenhaus. Entgegen früherer Erfahrungen musste ich diesmal kaum warten. Nach nur zehn Minuten wurde schon mein Name aufgerufen. Ein Omen?

Gleich zwei Ärzte saßen mir gegenüber, und klärten mich mit ruhiger, sachlicher Stimme auf: „Sie haben ein Zungengrundkarzinom, leicht rechtsseitig." „Ist das Krebs?", war meine darauf folgende Frage. „Ja, im Volksmund bezeichnet man das als Rachenkrebs. Es gibt verschiedenste Methoden, wie wir nun vorgehen können. Eine Operation oder nur Chemo- und / oder Radiotherapie. Wir werden nun einige Untersuchungen starten. Am Montag werden wir noch ein weiteres mal unter Narkose in Ihren Hals schauen. Dann folgen Ultraschalluntersuchungen sowie exakte Magnetfeldresonanz. Danach gibt es eine Besprechung unter allen Fachärzten der Klinik, dem sogenannten Tumorboard. Anschließend können wir genauer über die weitere Therapie mit Ihnen sprechen."

All diese Worte bekam ich irgendwie nur in einer Art Trance mit. Absolut unwirklich diese Situation. Ich bedankte und verabschiedete mich, als hätte ich gerade im Kaufhaus neue Schuhe erworben und ging.

Auf der Straße griff ich zum Telefon und rief meine Frau an. Vollkommen emotionslos und sachlich erklärte ich ihr die Lage. So frei von der Leber weg, als hätten sie mir einen eingewachsenen Zehennagel diagnostiziert. In diesem Augenblick war mein Hirn noch völlig von der Situation betäubt. Auf direktem Weg fuhr ich in die Arbeit. Auch dort klärte ich meine Kollegen und meine Chefin ziemlich sachlich und emotionslos über die Lage auf. „Ich werde wohl ne Zeit lang in den Krankenstand gehen müssen. Keine Ahnung wie lang so was dauert. Ich hoff´, ich bin in ein paar Monaten wieder da!"
Am Heimweg, auf meinem Motorrad begann der erste, mich bis dahin betäubende Schock zu schwinden. Ich merkte, wie sich meine Augen langsam mit Tränen füllten. Zu Hause nahm ich sofort Platz am PC und googelte das Wort „Rachenkrebs".

Wie eingangs erwähnt rate ich jedem dringend von diesem Fehler ab! Ich wünschte, auch ich hätte mir das damals erspart. Kaum Gutes konnte ich im weltweiten Netz finden. Kaum 50 Prozent Überlebenschance sollte ich haben. Und möglicherweise werde ich nie wieder schlucken können, mein Leben lang eine Magensonde haben. Es kann auch sein, dass ich stumm werde, oder nur noch mit so einem Elektromikrofon am Hals sprechen werde. Nach allem was ich da las, hätte ich eigentlich sofort zur Reichsbrücke fahren müssen und dort runterspringen, wo kein Wasser ist. Jetzt fing ich wirklich an, hemmungslos zu plärren. Egal, konnte mich ja keiner sehen.

Etwas später fing ich mich wieder. Trotzig wischte ich mir die Tränen aus dem Gesicht. Nein, gestorben wird sicher nicht, ich gehöre zu den anderen 50 Prozent. Und was nun kommt, soll kommen. Ich werde kämpfen, ich lass mich doch nicht von einem kleinen Schalentier unterkriegen. Ich habe in meinem Leben schon viele Widrigkeiten überstanden, das ist nun eben eine weitere Hürde, die es zu überspringen gilt. Zeit den eingangs erwähnten Tiger in mir rauszuholen!

24.September 2016

Ich wollte nun meine Familie und meine Freunde informieren. Aber ich wollte mir auch selbst ersparen, dieses Gespräch zwanzig bis dreißig mal zu führen, möglicherweise dem einen oder anderen tränenüberströmt gegenüber zu sitzen, oder sogar meinerseits mein Gegenüber trösten zu müssen.

Also entschloss ich mich zur Gründung einer geheimen Facebook-Gruppe, in die ich alle meine engsten Freunde und Familie einfügte. So konnte ich auch während meiner Krankheit immer alle gleichzeitig über meinen Zustand informieren.

Mein erster Eintrag an diesem Tag in die Gruppe lautete:
Wenn du in dieser Gruppe bist, gehörst du zu meinem engsten Freundes und Familienkreis. Du

bist ein Mensch, dem ich auch, wenn wir uns treffen, die Wahrheit sagen würde. Mit dieser Gruppe kann ich es gleichzeitig bei mehreren tun.

Der gestrige Tag, der 23. September 2016 hat mein Leben grundlegend verändert. Ich werde vor eine große Herausforderung gestellt, die ich in nächster Zeit und den nächsten Jahren meistern muss. Ja, ich hab Angst - wer hätte das nicht. Aber Angst kann mir ebenso wenig helfen wie übertriebenes Mitleid. "Face your fear" habe ich diese geheime, nicht öffentliche Gruppe genannt. Deshalb, weil ich meiner Angst ins Gesicht sehen möchte und muss.

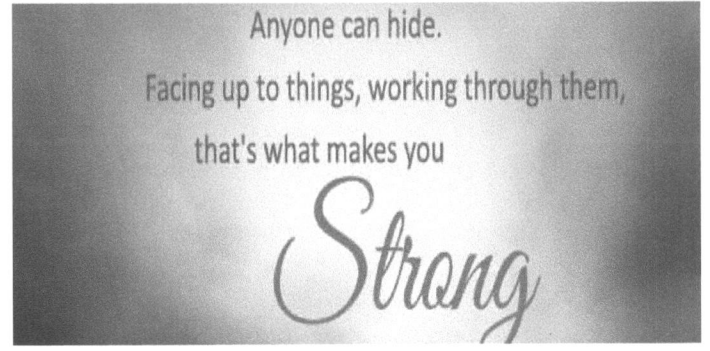

Anyone can hide.
Facing up to things, working through them,
that's what makes you
Strong

Und um Euch, meine engsten Freunde und Familie über mich halbwegs auf dem Laufenden zu halten, gibt es sie.

Tja, endlich zum Punkt, es muss raus: Leutln, ich hab Krebs. Und wenn ich ihn in den Arsch getreten hab, werd ich das mit nem ganzen Hummer und Euch zusammen feiern.

Ich kann zwar nicht gerade schlecht reden, aber hab in gewissen Situationen auch immer gern geschrieben. Das ist so eine, irgendwie schreib ich leichter, als diesmal viel zu reden (und vor allem nicht mit jedem einzelnen von Euch jedes Mal neu).

Also - was ist bisher passiert und wie geht's weiter?

Ich hab nen Tumor im Hals, gestreut hat im Augenblick wie es aussieht noch nix. Am Dienstag ist im KFJ, wo ich in Behandlung bin immer großes Treffen der Onkologen. Da palavern sie auch meinen Fall und am Mittwoch rück ich dann ein und wir besprechen wie es weitergeht. Ich halt euch auf dem Laufenden.

Anmerkung: Der Begriff „KFJ", der in meiner Geschichte noch öfters vorkommt, steht für das „Kaiser Franz Josef – Spital" in Wien.

Wir Wiener nennen es aber kurz und salopp nur kurz KFJ.

26.September 2016

Soda - der erste von vielen Schritten wird getan. Meine liebe Schwägerin hat entdeckt, dass die an der Klinik in Linz ein neues Wunderwuzzi-Ding namens „Da Vinci" im Einsatz haben - einzigartig in Österreich.

Der Dotore hat auch tatsächlich sofort ein Terminlein für mich gehabt. Bin zwar kurz aus den Latschen gekippt, wie er gesagt hat "Morgen

8.00 Uhr" - aber klar, Attacke. Früh aufstehen, ab nach Linz, hören was der Meister spricht.

27.September 2016, Nachmittag

Bin gerade im Zug auf der Heimfahrt von Linz. Na dann fassen wir mal zusammen (Gutes und Schlechtes):

Operieren würde dieser Arzt erstmal nicht. Und für das Da Vinci Gerät ist mein Tumor nicht geeignet. Der Weg durch den Hals ließe gröbere Nebenwirkungen erwarten (Sprechen, Schlucken, Atmen könnte in Zukunft schwer bis unmöglich werden). Mit einem Blick auf mein zartes Figürchen meinte er jedoch: "Aber bei Ihnen is ja eine Menge dran, da mach ich mir bei einer kombinierten Strahlungs- und Chemotherapie auch keine Sorgen."

Soweit so gut, Chemo kann ich natürlich auch in Wien machen. Während ich im Linzer Wartezimmer hockte, klingelte mein Telefon -

dran war das KFJ. Beim heutigen Tumorbord (Palaver der Kapazunder) wurde festgestellt, dass mir die Chefin selbst in den Hals gucken möchte (verständlich dass dieser schöne Hals die Frauenwelt verzückt). Also rück ich morgen um 8.00 Uhr wieder ins KFJ ein und tu der Lady am Donnerstag diesen Gefallen (wieder das Programm unter Vollnarkose mit dem Eisenstangl, also das Donnerstagsbier fällt leider aus).

Tja, mehr Infos hab ich im Augenblick nicht, ich rühr mich wenn's was Neues gibt sofort.

Keine Sorge Leute, bin noch voll motiviert!

Anmerkung: Wann immer Ihr in diesem Buch Anspielungen auf mein Gewicht lest, sei erwähnt, dass ich vor meiner Erkrankung im wahrsten Sinne des Wortes runde 138 Kilo auf die Waage brachte.

28.September 2016

So - wieder im KFJ eingerückt. Sie wollen einfach rundherum sicher gehen. Deshalb hatte ich jetzt noch ein MRT (das ist das in der sau-engen Röhre, ein echt befremdliches Gefühl) und morgen schauen sie unter Vollnarkose nochmal ausführlich in mich rein, um den Tumor komplett zu vermessen.

Voraussichtlich wird dann alles nochmal am nächsten Tumorboard am Dienstag unter den Ärzten besprochen, am Mittwoch bekomm dann ich Bescheid und dann sollt es aber langsam wirklich losgehen. Entweder Schnippschnapp oder eben Vollgas Chemo und Strahlentorpedos (nehme ich nach dem Gespräch mit dem Linzer eher an, aber dafür bin ich ja heute da, um das rauszufinden).

Das war's mit Infos für heut, mehr war nicht.

29.September 2016

Heute war theoretisch viel los, praktisch aber im Augenblick nix neues. Ich war der erste gleich um 8.00 Uhr zur OP. Gegen 11.30 Uhr wieder voll munter. Seitdem noch mit keinem Arzt gesprochen - klar, die müssen jetzt die Ergebnisse von der gestrigen MRT und der heutigen OP haarklein analysieren, um zum finalen Endergebnis zu kommen (also, was machen wir?).

Damit ist meiner Meinung nach Anfang nächster Woche zu rechnen, ich nehm auch an und hoffe, dass ich das Wochenende daheim bin und mit meiner lieben Frau ein kleines Ausflugerl machen kann. Und meine Harley tät ich auch noch gern ein allerletztes Mal heuer auf ne Stunde im Kreis führen - am besten beides verbinden.

Brücke KFJ, Captain Cancer, Sternzeit 4711 – Ende

30.September 2016

Ereignisreicher Tag. Alle Untersuchungen beendet, ich und mein Krebserl wurden haarklein zerlegt.

Nun das Ergebnis: Der Tumor ist operabel, sie werden ihn am kommenden Donnerstag in einer rund achtstündigen OP rausfudeln. Machen wird das (weil bissl kompliziert und von meinem Stiefdad durch Kontakte eingefädelt) die Chefin der HNO persönlich.

Zur OP und dem weiteren Verlauf: Ich werde durch die Hölle gehen und ich werde sterben - ABER fix nicht bald! Und das zählt. Ich werde vom linken zum rechten Ohr aufgeschnitten. Dann klappen sie den Hals nach unten. Tumor und einige Lymphknoten werden entfernt - SOMIT JEGLICHER KREBS IN MEINEM KÖRPER! Hierzu werde ich einen Luftröhrenschnitt bekommen und vier Wochen durch ein Loch in meinem Hals atmen. Anrufe zwecklos, ich kann

Minimum zwei Wochen nicht sprechen. Gewichtsabnahme anzunehmen, ich kann nicht schlucken und werde ein paar Wochen durch die Vene ernährt. Der Zungennerv rechts wird durchtrennt, der linke wird seine Funktion aber mit der Zeit übernehmen lernen. Und auch werde ich wieder lernen müssen zu schlucken. Meine Stimme wird sich ebenfalls ein klein wenig ändern, ist aber nicht gefährdet, weil der Tumor weit weg von Kehlkopf und Stimmbändern liegt. Die Schmerzen werden überschaubar sein, die Ärztin hat gesagt ich krieg ALLES (inkl. ganz argen Sachen wie zB Morphium).

Klingt alles ein bissl wie ein Einberufungsbefehl nach Russland, aber ich bin bereit.

Heute bin ich über 100 Kilometer auf meinem Bike getuckelt, einfach nur rumgefahren. Vor mir die Straße, unter mir das Hämmern meiner Harley, hinter mir mein Bruder im Rückspiegel, am Rücksitz mein Mädl. DAS IST LEBEN! Und *egal was mir bevorsteht, damit werde ich mein Leben behalten. Zitat aus Gladiator: "Ja, du wirst sterben, aber nicht heute!". Und nur das zählt.*

Wenn alles besser ist, schieben wir sofort ne Chemo hinten nach, um den Rest aus meinem Körper zu entfernen. Und dann wollen sie auch noch meinen Hals atomar verstrahlen. Haarausfall und wesentliche Gewichtsabnahme sind laut Ärztin wahrscheinlich. Ich werd also ein glatzerter, lallender, schlanker Schönling. Anbandeln zwecklos, ich bin glücklich verheiratet!

1. bis 3.Oktober 2016

Diese drei Tage fing ich mich wieder zunehmend. Ich war bereit zu kämpfen und einfach die leidige Sache hinter mich zu bringen. Jetzt mal die Operation und dann werden wir schon weiter sehen. Es brachte ja nichts, wenn ich mich selbst rund um die Uhr fertig machte. Außerdem war der Tumor in meinem Hals nun stetig gewachsen und deutlich spürbar. Er hinderte beim Schlucken und sogar ein klein wenig beim Atmen. Nachts wachte ich dadurch schon einige Male auf. Nein, ich hatte genug, das Ding musste einfach raus und ich war bereit dafür. Somit auch mein Eintrag am folgenden Tag:

4.Oktober 2016

Hey Leute, macht Euch ja um mich keine Sorgen, ich bin mehr als bereit und FREUE MICH AUF'S EINRÜCKEN morgen!

Der Scheiss-Tumor (man verzeihe die Fäkalsprache) wurde echt lästig die letzten Tage. Er stört mich beim Schlafen, Schlucken, Sprechen und schleimt rund um die Uhr als hätt ich einen - ähm - na ja, "Grünen" im Hals.

Zeit das Viech aus meinem Körper zu befördern!!!

Heute noch ein schönes Abendessen mit meiner lieben Frau, dann ein gemeinsames

Kuschelnächtli mit ihr und meiner Tierfamilie und dann geht's los.

I'm more than fucking ready!

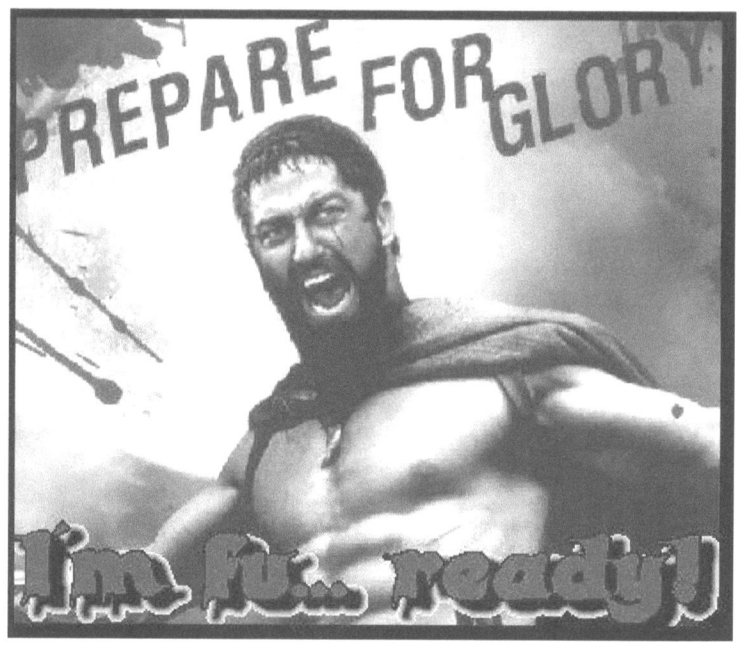

5.Oktober 2016

So - eingerückt. Viele positive News. Erstens hab ich ein Einzelzimmer, schöner kann man auf Klasse auch nicht liegen. Hier halt ich es die nächsten Wochen problemlos aus.

Zweitens hab ich nicht nur den Roadcaptain mit, der verhindert hat dass ich all die Jahre mit der Harley einen Unfall bau, sondern auch noch einen Haufen anderer Dinge von Freunden, Familie, Kindern. Und euch dank ich allen fürs Mutmachen und Aufbauen in den vorherigen Posts. Fühl mich top, bin unkaputtbar, mir kann gar nix passieren.

Drittens liegt zwei Zimmer weiter ein Typ mit fast exakt meinem Krankheitsverlauf. Halstumor mittig, bösartig. Dem haben sie das Ding am 19. September rausgefudelt. Drei Tage später konnte er wieder sprechen und gehen, er hat keinen Hunger und keinen Durst (hat mit gesagt die Magensonde funktioniert da top). Schaut fast fit aus der Opa.

Also - wovor fürchten, alles gut hier.

Wir hören und lesen uns in zwei drei Tagen (morgen gibt's lecker Drogen, da fällt wahrscheinlich gscheit schreiben schwer ☺)

Anmerkung:

Der „Roadcaptain" ist ein kleiner Stoffbär mit Lederjacke und Brille, der seit Jahren vorne auf meinem Motorrad sitzt. Irgendwie bekam ich irgendwann das Gefühl, dass er mich vor Unheil schützt, also war es klar, dass er auch hierher mitmusste um sein Bestes zu geben.

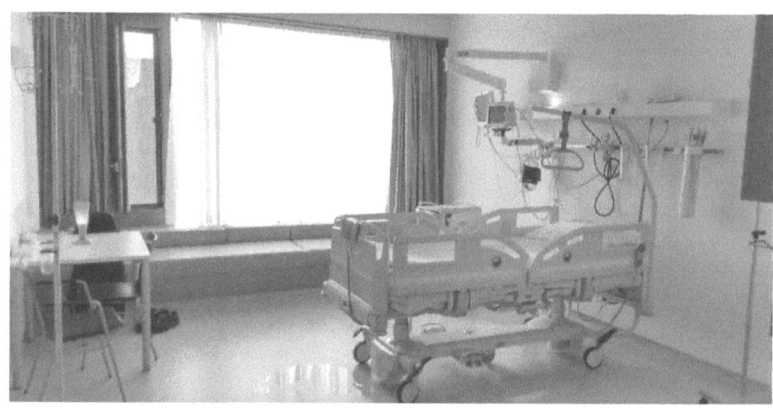

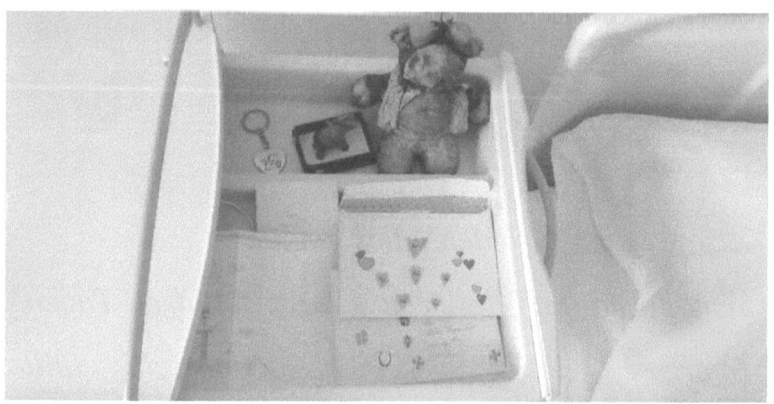

5.Oktober 2016

Gerade nochmal ein Gespräch mit dem Oberarzt gehabt. Ein bissl anders als bei dem Herrn nebenan ist mein Fall schon - nicht dass jemand beunruhigt ist. Mein zu erwartender Heilungsverlauf nach der OP wird wahrscheinlich anders.

Es ist zu erwarten, dass ich nach der OP zwei drei Tage auf der Intensivstation bin. Die OP dauert einfach sehr lange, ich werd Blutkonserven, etc. brauchen, kurz - es macht einfach Sinn, mich danach ordentlich zu überwachen, bis alles wieder einwandfrei rennt. Das ist nix Beunruhigendes, sondern dafür ist die Intensivstation da.

Weiters werden mein Kopf und mein Hals aufgehen wie ein Ballon. Erstens Schwellungen, zweitens Stau der Lymphflüssigkeiten die erst später dann durchs Blut abtransportiert werden. Jedenfalls werd ich laut ihm ausschauen wie der

Quasimodo - das soll niemanden erschrecken, das wird wieder normal aber kann auch ne Woche dauern.

Auch mit dem Sprechen hab ich mich ein bissl zu früh gefreut. Der ältere Herr hat ein Halsding mit dem er spricht (aber leider für immer). Bei mir kommt ne "normale" Kanüle rein, mit der man nicht sprechen kann. Dafür kommt die aber auch wieder raus, das kann nur ein- zwei Wochen dauern. Also, so lang müsst ihr wohl oder übel auf mein Geplapper verzichten.

Also, wird jetzt net der absolute Walk in a Park, aber erledigen werd ich's. Machts Euch keine Sorgen, ich meld mich, wenn wieder schreibfähig.

Irgendwann am 5. oder schon 6.Oktober 2016

Ich erwachte in einem halbdunklen Raum. Es war still. Hie und da hörte ich ein kleines Piepsen einer Maschine. Schläuche und Kabeln kamen aus meiner Schulter, meiner Armbeuge, meinem Handgelenk und einer direkt aus meinem Hals. Und noch einer aus – na ja, ihr wisst schon, auf die Toilette gehen sollte mir ja jetzt einige Tage unmöglich sein. Rechts und links an meinem Körper befanden sich zwei „Polsterröhren", die mich bewegungsunfähig am Rücken liegen ließen. Scheiße, ich war ein lebender Kopf. War es Tag oder Nacht? Ich wusste es nicht. Eine gelbliche, nur sehr schwache Neonröhre hüllte den Raum mehr ins Dunkel als ins Licht. Die Rollos der Fenster waren geschlossen. Dann tauchte ich wieder weg.

Als ich abermals erwachte, bekam ich kaum Luft. In meiner Lunge war bei jedem Atemzug eine Art Blubbern. Neben mir war ein Pfleger. Er begrüßte mich freundlich, stellte sich vor und offerierte mir neben ein paar anderen Dingen, die ich nur halb wahrnahm auch Folgendes: „Ein paar Mal täglich müssen wir künftig die Flüssigkeit aus deiner Kanüle saugen. Du erkennst meist selbst, wenn es so weit ist."

Und wie ich das erkannte. Bei jedem Atemzug blubberte es in mir, wie in Omis kochendem Suppentopf, was mich kaum Luft bekommen ließ. Also los, wo war das Problem, machen wir das eben und saugen das Wasser raus!

Tja, beim ersten Mal wusste ich noch nicht im Geringsten, was da nun auf mich zukam und kannte somit auch keine Angst. Das sollte danach und künftig anders werden, die Tortur des Absaugens werde ich mein Leben lang wohl nicht mehr vergessen. Sie ist möglicherweise mit der bekannten Folter des „Waterboarding" vergleichbar, bei der ein bemitleidenswerter Delinquent so lange unter einem nassen Handtuch der Erstickung nahegebracht wird, bis er glaubt er krepiert.

In meinem Fall wurde nun ein saugender Schlauch in den Schlauch geschoben, der in meine Luftröhre mündete. Verzweifelt versuchte ich nach Luft zu schnappen, aber jegliche Verbindung zu meiner Lunge war dicht. Im Gegenteil, zusätzlich hatte ich noch das Gefühl, als ob mir ein Staubsauger jeglichen in mir verbliebenen Sauerstoff auch noch wegsauge. Ich begann wie ein Fisch an Land zu zappeln, mein Pfleger musste mich mit sanfter Gewalt auf's Bett drücken. „Ruhig, ruhig, versuch dich so gut als irgendwie möglich zu entspannen!", seine Worte. Verdammt, wie soll man bei einem Erstickungsanfall versuchen, sich zu entspannen? Einige Male täglich musste ich von nun an diese Tortur über mich ergehen lassen. Das gepaart mit der Hilflosigkeit an dieses Bett gefesselt zu sein habe ich als schlimmste Erinnerung an meinen Krankheitsverlauf.

Sprechen konnte ich wie erwartet auch nicht. Neben mir war ein Schreibbrett mit eingespannten Zetteln auf denen ich mühsam mit meiner freien rechten Hand Wünsche oder Mitteilungen aufkritzelte. „DURST! ICH HAB DURST!"

„Sorry mein Freund", klärte mich nun mein Pfleger auf. „Du wirst durch den Schlauch in deiner Schulter komplett ernährt. Dein Hals ist dicht, der muss erstmal heilen. Alles was ich dir anbieten kann sind Zitronenstäbchen." Und damit reichte er mir ein Holzstaberl mit einem Wattebausch drauf, der mit einer leicht säuerlichen Flüssigkeit getränkt war. „Damit kannst du dir den Mund auswischen, wenn er zu trocken wird, aber nicht zu oft." Na ja, ich bin nicht verdurstet, aber wirklich befriedigend war das Ding nicht.

Kommen wir nun aber auch zu positiven Dingen. Wirkliche Schmerzen hatte ich absolut keine. Durch meine Schläuche rannte so ziemlich jedes Zeug, das mein derzeit etwas besch...

...eidenes Dasein etwas erträglicher machte. Und so dämmerte ich auch immer wieder weg. Wenn ich heute an diese Zeit zurückdenke, wirkt sie immer noch, wie ein böser Traum.

Erst einige Zeit später erfuhr ich, dass meine Operation wesentlich komplizierter war, als zuvor angenommen. Statt der geplanten acht Stunden, dauerte sie knapp über elf. Zwei OP-Teams haben abwechselnd an mir rumgefudelt, um dieses Kunstwerk zu vollbringen (Hut ab und tiefe Verbeugung vor diesen tollen Menschen und ihrem Können).

Mein Hals wurde von Ohr zu Ohr aufgeschnitten und nach unten geklappt. Dann wurden nicht nur der Tumor, sondern sage und schreibe auch 42 (!!) Lymphknoten entfernt. Weil daraufhin von meinem Hals zu wenig überblieb, wurde meine Brust geöffnet, ein Streifen meines Brustmuskels angeschnitten, umgedreht, durch mein Schlüsselbein durchgefädelt und im Hals vernäht. Ich kann nur noch mal mein Kompliment und einen meiner eingangs erwähnten Tipps wiederholen – vertraut der Schulmedizin. Die Leute wollen Dir wirklich helfen und die meisten wissen auch, was sie tun.

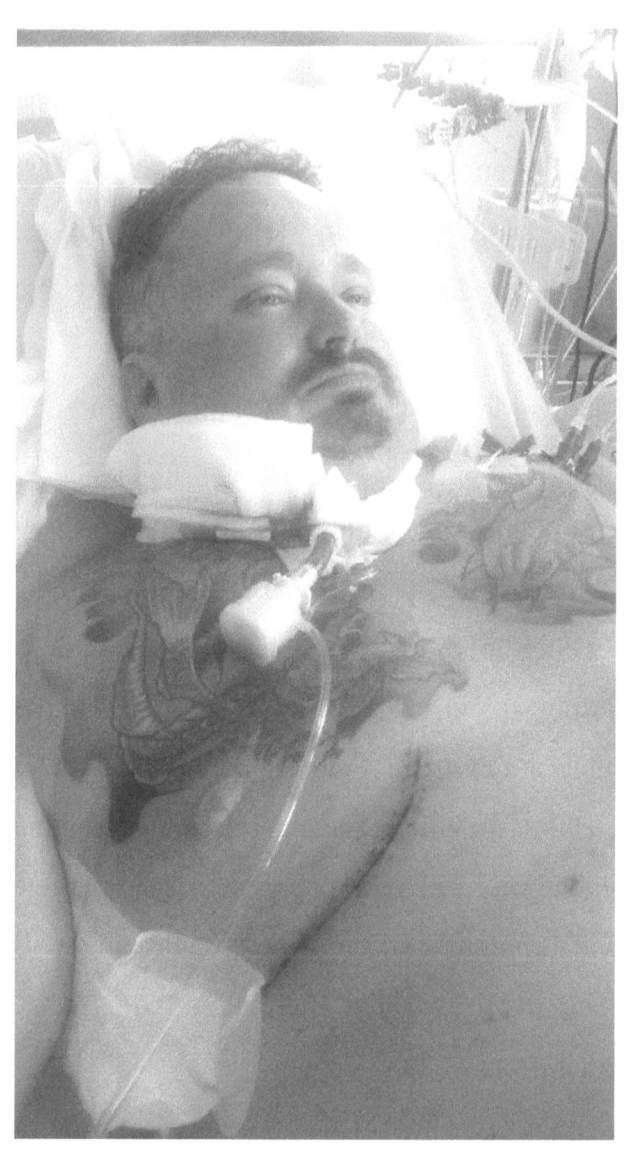

8.Oktober 2016 – Eintrag meines Stiefvaters in die Facebook-Gruppe

News: Toni gestern auf der Intensivstation besucht. Er war wach, laut verantwortlichem Arzt geht es ihm den Umständen entsprechend sehr gut. Hat Papier / Bleistift und schrieb bereits seine Wünsche (es ist heiß, fühle mich gut ...) nieder. Am Montag gibt es ein Gespräch mit der Leiterin des OP-Teams. Eine erheiternde Randepisode am Schluss: Eine Stationsschwester, die Toni von seinen früheren Kurzvisiten auf der HNO kennengelernt hatte, sie glaube, ihn nach Verlegung auf die Normalstation "bremsen" zu müssen, da sie seinen stürmischen Optimismus bereits genießen konnte. Sobald er besuchbar ist bzw. den Wunsch äußert, gibt es hier die Info - vielleicht bereits vom ihm selbst. Euch allen vorerst danke für die aufmunternden Threads und Postings. Schönes Wochenende wünscht euch ein im Moment nicht mehr so besorgter Stepfather.

10.Oktober 2016 – Eintrag meines Stiefvaters

Toni-News: Nach wie vor auf Intensivstation. Info durch Pflegepersonal ergab, dass die Trachealkanüle leider durch Sekretstau verlegt war und durch HNO-Spezialisten heute vormittag durch eine längere, neue Kanüle ersetzt werden musste, um Tonis Atmung zu verbessern. Innerhalb kürzester Zeit konnte auch eine deutliche Reduzierung der Entzündungsparameter festgestellt werden und auch sein Allgemeinzustand besserte sich zusehends. War ansprechbar, kommunizierte mittels Papier und Stift, wobei transparent wurde, dass ihn deutliche Stressreaktionen belasten (zB. Schweißausbrüche auf Stirn, leichtes Husten). Wir glauben, dass Schlaf die beste Erholung für ihn bedeuten würde, obwohl wir ganz genau fühlen, dass ihm unsere Besuche sehr wichtig sind, auch wenn sie noch so kurz ausfallen, um ihn nicht weiter zu belasten. Wir haben ihm natürlich von eurer überwältigenden Anteilnahme berichtet, wobei ein für uns als leichtes Grinsen und ein erhobener Daumen die Freude darüber klar und deutlich zum Ausdruck brachte. Da erst nach vollständiger Eigenatmung die Verlegung auf die Normalstation möglich sein wird, ist für uns alle im Moment nur eines wichtig - Geduld, Geduld und nochmals Geduld. Liebe Grüße an euch alle, die in so einzigartiger Art und Weise zu ihm stehen.

12.Oktober 2016 – Eintrag meines Stiefvaters

Toni Newsletter: Zu Beginn diesmal das "Unwort" der Jahre 2015/2016: "Wir schaffen das!" Umgewandelt in DAS Wort des Monats Oktober, in dem auch Tonis 45. Geburtstag fällt, und der Folgemonate. Also, der heutige Besuch erfüllt uns, nachdem wir ihn mit klarem, wachen Blick "face to face" erleben durften und andererseits ein Gespräch mit der diensthabenden Ärztin der Intensivstation uns auch mutiger machte, da mit dem heutigen Tag abends bereits versucht wird die maschinelle Beatmung langsam zu reduzieren, mit Freude und Zuversicht, dass der die Intensivstation hoffentlich bald verlassen kann, um auf der Normalstation wieder langsam der Toni zu werden, den wir so mögen wie er ist. Leute, keine Sorgen - er ist dort wirklich in besten Händen, hat keine Schmerzen - außer natürlich manchmal psychische Täler zu durchwandern. Aber er ist unser Toni, und steht wieder auf, wenn er fällt - und steht wieder auf ....

<u>10. bis 12.Oktober 2016</u>

Ja, die erwähnten psychischen Täler zu durchwandern war in einigen Augenblicken während dieser Zeit wirklich beschwerlich. Besonders wenn sie wieder mal in meinem Hals rumpfuschen mussten – aus welchem Grund auch immer. War es die leidige Absaugerei, vor der ich immer absolute Panik hatte oder, noch schlimmer, ein Tausch meiner Kanüle, was ähnliche Erstickungsanfälle zur Folge hatte.

Manchmal, wenn ich so an die Decke starrte, bekam ich auch kleinere „Hilflosigkeits-Panikanfälle" nach dem Motto „Hier kommst du nie wieder raus!"

Plötzlich wachte ich auf und war zu Hause in meinem Bett. Alles war gut. Mann, was für ein wirrer Traum. Ich hab doch tatsächlich geträumt ich hätte Krebs! Irr, wie real das war. Am Schluss war ich sogar auf der Intensivstation, konnte nicht sprechen, war an ein Bett gefesselt! Gottseidank alles nur ein böser Traum. Zeit aufzustehen und in die Arbeit zu gehen. Na dann mal…

…BÄMMM – aufgewacht. Ober mir meine altbekannte schwache Neonröhre, neben mir die Fenster mit den halbruntergelassenen Rollos. In meinem Hals mein Schlauch. Verdammt, was macht meine Psyche da mit mir? Jetzt träum ich schon, dass ich träume. Wirr, surreal.

Als ich meine Ärztin einmal bat, mich „wegzuspritzen", hatte ich sofort einen Psychologen neben mir hocken. Na ja, das Missverständnis klärte sich gottseidank schnell auf. Ich wollte nie „ganz weg" sein, sondern mir nur vor jeder Absaugung oder Kanülenwechslung meine körperliche Anwesenheit ersparen. Ging leider nicht, an zu viel Propofol ist ja auch der Jackson-Michi eingegangen. Ein paar mal musste ich mich eben quälen. Das waren die erwähnten „psychischen Täler", die es zu durchwandern galt.

14.Oktober 2016 – Eintrag meines Stiefvaters

Neues von Toni vorm Wochenende: Positive Infos, die bereits vorsichtigen Optimismus zulassen. Er wurde heute bereits zur aktiven Frühmobilisation eingeladen, das heiß er setzte sich auf, ging mit Hilfe des Pflegepersonals zu einem Mobilisations-rollstuhl, in dem er eine Stunde saß, wobei er TV schaute. Maschinelle Beatmung bereits eingestellt, nur Sauerstoff wird noch zugeführt. Nähte in seinem rechten Rippenbogen, von dem Muskulatur für den Wundbereich des Halses entnommen wurde, wurden heute entfernt. Blick war klar, leichte Gemütsaufheller werden jedoch verabreicht, da sein - wie bereits im Newsletter vom 12.10. erwähnt - psychischer Zustand noch immer etwas labil ist. Ein wichtiger Baustein in seiner gesundheitlichen Stabilisierung folgt Montag - der Schlucktest. Ist dieser erfolgreich, wird die parenterale Ernährung (künstliche Ernährung über Venenkatheter, bei der der Verdauungstrakt umgangen wird) wieder auf orale Nahrungsmittelzufuhr umgestellt. Das würde bedeuten, dass damit der Grundstein zu einer Verlegung auf die Normalstation in der nächsten Woche gelegt wäre.

14. bis 18. Oktober 2016

Ja, sprechen konnte ich zwar noch immer nicht, aber zum ersten Mal aus diesem Bett raus war ein wahres Highlight! Jetzt musste es vorangehen, kämpfen war wieder angesagt, ich fing mich. Auf den Rollstuhl folgten schon zwei Tage später erste Gehversuche am Rollator. Wie ein wild gewordener Opa rannte ich mit dem Ding den Gang auf und ab bis zur Erschöpfung, ich war so glücklich mal aus dem Bett rauszukommen. Auch verlängerten sich dadurch meine Wachphasen. Mein Hirn nahm wieder Fahrt auf. Träume und Pläne wurden geschmiedet. Ich brauch auf jeden Fall noch einige Tattoos. Und nach Thailand will ich so schnell als möglich zur Erholung. Und eine riesige Krebsparty in meinem Garten mit Familie und Freunden will ich schmeißen, wenn das alles hier vorbei ist. Ich bin wieder da, jetzt geht's wieder los!!!

Die schriftliche Anfrage auf meinem Notizblock, ob ich als Aussteller im Dezember schon an der Salzburger Motorradmesse teilnehmen kann, wurde vom Arzt allerdings sicher nicht ganz ernst genommen, aber freundlicherweise mit einem „das werden wir alles sehen" beantwortet.

Dann wurde auch noch das Ding in meinem Hals getauscht. Ich bekam eine Sprechkanüle. Damit atmet man zwar weiter durch das Loch, aber wenn man den Finger drauf hält, kann man sprechen. Das klang furchtbar schräg, daher war mein zweiter Satz auch gleich „Luke, ich bin dein Vater!"

Dass ich sofort darüber selber lachen musste, wurde mit einem Mega-Hustenanfall quittiert.

18.Oktober 2016 – Eintrag meines Stiefvaters

Toni is back! Dear family and friends. Wir haben den Administrator dieser Gruppe wieder!!! Denn heute vormittag absolvierte er den "Schlucktest" - hört sich so einfach an, ist es aber nicht - souverän. Also Verlegung auf die Normalstation. Spricht bereits über eine Sprechkanüle, wobei ihm leider noch immer die Schleimproduktion, die laut seiner Info eine ausschließliche Reaktion des Körpers auf diesen Kanülenfremdkörper ist, etwas zu schaffen macht. Ansonsten ist er bereits voll Tatendrang, Optimismus und Zuversicht. Mit diesem hoffentlich abschließenden Bericht meinerseits, kann ich nun beruhigt in die 2. Reihe zurücktreten und dem Herrn Administrator das Informationsfeld überlassen. Nochmals aufrichtigen Dank für eure Empathie und eure soziale Intelligenz, die nicht nur ihm sondern auch seiner Frau, seiner Mama und mir diese schwierige Situation deutlich erträglicher machte.

18.Oktober 2016 spätabends

Hey, endlich war ich wieder auf meinem Zimmer. Das Schlimmste musste jetzt wohl überstanden sein. Ich hatte wieder einen Fernseher und durch meinen Tablet-PC Kontakt nach draußen. Ja, ich war wieder da! Dementsprechend mein Eintrag in meiner Facebook-Gruppe:

Hallo Leute, ja, endlich bin ich wieder da aus den finsteren Katakomben der Intensivstation des KFJ.
Ja, ich wusste schon, dass es hart werden würde,

aber diese Härte hat schon einiges von mir abverlangt. Tagelang nur als Kopf zu existieren, Schläuche aus allen erdenklichen Körperöffnungen und als Spaß regelmäßiges Waterboarding mit Erstickungsangst und Panik beim Kanülenabsaugen (da fahren sie dir mit nem Schlauch in die Lunge). Nach drei Tagen hab ich gefleht sie sollen mir das stärkste Zeug spritzen das sie haben, ich will nur hier weg. Eigentlich will ich die letzten 12 Tage ja einfach aus meinem Gedächtnis streichen - andererseits sind sie für eines gut. Es gibt nun kaum mehr was, das mir Angst machen könnte, denn NICHTS kann für mich in diesem Leben noch schlimmer sein als diese 12 Tage.

Tja, aber wie alles schöne ein Ende hat, hat es gottseidank auch alles unschöne. Heute war ich um 10.00 Uhr Vormittag beim wichtigsten Test seit meinem Motorradführerschein - dem SCHLUCKTEST. Da sitzt du zwischen zwei

Röntgenplatten die nicht fotografieren, sondern live Bilder übertragen. Hinterm Fenster schaut die halbe Ärzteschaft gebannt zu, wie du 2cl einer Kontrastflüssigkeit in dich hineinkippst. Sie können durch das Röntgen jeden Tropfen dieser Flüssigkeit verfolgen. Rinnt alles in die Speiseröhre - BINGO, JACKPOT! Wenn nicht, oje. Dann ist die OP missglückt und im schlimmsten Fall fängt der Scheiß von vorn an. Oder du kriegst ne Magensonde, oder, oder, oder. Na logisch war ich meganervös bei dem Test.

Vollkommen unnötig eigentlich, ich mein wenn einer problemlos 2cl von was auch immer wegleeren kann, dann ich. Ich bin rumänischen Schnaps gewöhnt, da ist so ein Kontrastmittel Pillepalle ☺
Meinen 2cl folgten dann noch 6cl (also die Normalgröße eines guten Glas Whisky) und ein Löffel Bananenbrei - alles problemlos futsch im richtigen Röhrl, Test bravourös bestanden.

Es folgte die Umsiedelung in mein Zimmer, in dem ich nun die nächsten Wochen verbringe. Ihr glaubt gar nicht wie schön die Aussicht aus dem vierten Stock auf die Triesterstrasse ist, wenn man 12 Tage nur ne Zimmerdecke gesehen hat. Über Besuch freu ich mich natürlich jederzeit, allerdings brauch ich noch zwei-drei Tage. Aus meinem Hals schaut so ein Schlauch und mit dem kann ich mit Euch funken (Schlauch zuhalten = sprechen, Schlauch offen = atmen). Die Technik muss ich noch ein bissl üben, im Augenblick endet sie nach fünf Minuten mit nem Mega-Hustenanfall. Der Dottore hat aber gesagt, das legt sich. Auch zuzel / lispel ich jetzt ein wenig, weil (wie ich vor der OP wusste) mein rechter Zungennerv gekappt wurde. Aber auch da wurde mir versichert, dass sich das legt oder zumindest wesentlich besser wird. Von der Nase abwärts bin ich nach wie vor geschwollen wie A-Hörnchen nach der Nahrungssuche mit 2 Kilo Erdnüssen in den Backen.

Aber Besuch ab Freitag jederzeit gerne - KFJ, HNO, Abt.43, 4.Stock, Zimmer 6. Fetten Dank an dieser Stelle noch an meinen Stiefdad, der Euch während meiner Cyber-Abwesenheit kontinuierlich mit Infos versorgt hat und an EUCH ALLE für eure Worte, Teilnahme, etc. Schön solch eine Familie und Freunde zu haben. Ich freu mich jetzt schon auf meine "Wir fressen den gesamten Krebs weg Party" Anfang Sommer im Garten mit Krebssuppe, Toastbrötchen und natürlich ganzen Viechern. Ist die Party zu Ende, gibt es innerhalb meiner heiligen Mauern nichts mehr, das sich Krebs nennt. Dass das auch fix stattfindet, ist uns wohl allen klar, jetzt hab ich begonnen das Viech in den Arsch zu treten, jetzt fliegt es auch endgültig raus!

So, jetzt werd ich mal drei vier Wochen hier fit, dann wartet Radio- und Chemo auf mich. Laut

Dotttore ein bissl ekelhaft aber Zitat "Sie machen das schon." (und ekelhafter als das bisher kann's auch nicht sein. Und hie und da mal g'spieben hamma ja auch schon im Leben, also Augen zu und durch!).

Ich bin ja jetzt wieder live on Stage und lass regelmäßig von mir hören.

In diesem Sinne "FUCK THE CANCER!", bis bald,

Toni

21.Oktober 2016

Gestern noch vollkommen unnötige Riesenaufregung, die mir die Nacht echt versüßt hat. Es wäre wirklich wichtig, dass Ärzte zumindest ein verpflichtendes Semester im psychologischen Umgang mit Patienten haben.

Aber von Anfang:

Zuerst Riesenfreude meinerseits - das mit dem Schlucken funktioniert so gut, dass der Oberarzt am späten Vormittag entschied: Meine Kanüle kommt weg. Ab sofort hab ich nur noch ein Riesenloch im Hals, das zuwächst. Geil!

Am Abend beim Verbandswechsel der Riesendämpfer. Der andere Oberarzt murmelt was von einer Fistel oder so, jedenfalls erkennt er ein Sekret das so aus dem Loch nicht kommen soll. Er ordnet an, dass ich einen Becher blaue Lebensmittelfarbe trinken soll um zu schauen, ob sie aus meinem Loch wiederkehrt. "Eine Operation wollen wir ja keine mehr, aber wir müssen halt schauen", war das letzte, was ich von ihm hörte bevor er in den Feierabend verschwand.

Zwei Stunden später merk ich schon, wie mein Verband ums Loch immer blauer wird. Scheiße -

System Luftröhre/Speiseröhre somit nicht dicht. Was jetzt? Neue OP? Die ganze Hölle von vorn? Vielleicht eine ganz neue OP zwischen Luft- und Speiseröhre?

Ihr könnt Euch meine Nacht vorstellen. Irgendwann hilft Ibumetin nicht einmal mehr dem Häuptling der Indianer. Ich hab mich ins Eck des Zimmers verzogen und nur mehr geplärrt wie ein Baby...

Heute Vormittag Visite. Rattenschwanz Ärzte in meinem Zimmer. "Na ja", murmelt der Boss, "das mit der Undichtheit ist blöd, das wirft uns ein paar Tage zurück. Scheinbar ist die OP-Stelle noch nicht genug verheilt und daher noch nicht 100%ig dicht. Leider müssen Sie die nächsten Tage wieder Wasser und Nahrung durch die Vene bekommen, bis das verheilt ist. Aber wenigstens wissen wir schon, dass Sie schlucken können."

WAAAAS???? Das ist alles?????? Seid ihr nicht ganz dicht, ich hab geglaubt ich werd durch ne Sonde ernährt, weil mein Verdauungssystem im Orsch ist oder neu aufgeschnitten oder, oder, oder - ich hab keine Horrorfantasie auslassen. Und jetzt ist alles was passiert "Müss ma halt zwei drei Tag warten!?"

Na das macht bei einem geschätzten Jahr in dem ich gegen das Scheiß-Schalentier kämpfen werd auch net die Welt!

Liebe Ärzte in Weiß, denkt´s doch a bissl nach, bevor ihr was murmelts, was für euch völlig klar is, aber euer kleines, unwissendes Gegenüber in helle Panik versetzt!

Conclusio, Fazit: Alles wieder im grünen Bereich, bin fit und (wieder) fröhlich, die heutige Waage zeigte 117kg (oiso schadet mir net, vielleicht werd ich doch noch ein Uhu), Motivation wieder da, weiter geht´s!

Greetz & Kisses,

Toni

Zwischeninfo: Mein Startgewicht vor meiner Krankheit war ja 135 kg und im Scherz hab ich oft zu meiner Familie gesagt: „Einmal möchte ich wieder ein Uhu werden!" Uhu stand für „unter Hundert".

24.Oktober 2016

Dachte mir ich schreib mal wieder - auch wenn´s derzeit nicht viel zu sagen gibt. ich warte nun einfach bis mein "Schluck-Atem-Luftröhren-Speiseröhren-System" vollkommen dicht zusammengeheilt ist. Werd weiterhin intravenös ernährt. Mittwoch soll der nächste Test stattfinden. Die Schmerzen an verschiedenen Stellen von der OP heilen, das ist gut so, macht aber auch ordentlich Aua und erfordert drei Flascheln Novalgin am Tag. Schlafen in der Nacht geht nur stundenweise, das stört mich am meisten und das Zeug was ich hierfür bekomm sind bessere Smarties.

Jetzt ist eben Step Zwei zu schaffen - alles muss verheilen und dann raus hier, fit werden für Radio und Chemo. Des zieht sich ein bissl, aber da muss ich eben durch. Passt schon.

26.Oktober 2016

Tja - auch Geduld muss man bei einer Krebsbehandlung mitbringen. Hätte soeben meine nächste "Dichtheitsprobe" gehabt, aber ein einziger Blick der Oberärztin auf meine rechte Halshälfte hat genügt, um die Sache um drei Tage zu verschieben. Bedeutet weiterhin Essen und

Trinken direkt ins Blut statt Pappi im Mäulchen. Zäh, aber was soll's.

Ist eben noch nicht soweit und übers Knie brechen bringt nix.

Na dann - next step Freitag.

28.Oktober 2016

Und den nächsten Schlucktest hinter mich gebracht – was soll's, net lang drüber grübeln oder ärgern - bringt ja nix. Kaum trink ich oben das blaue Zeug rein, schießt es aus dem Loch rechts in meinem Hals wieder raus. Ergebnis somit eben wieder negativ, die Wunde muss einfach zuwachsen, nächster Test erst in einer Woche, weiter Pappi ausm Sacki direkt ins Blut.

Aber hey, davon lass ich mich jetzt auch nimmer runterziehn. Erstens haben sie mir ja gesagt, dass ein Spitalsaufenthalt von drei bis fünf Wochen nach der Operation wahrscheinlich ist. So gesehen lieg ich gut in der Zeit.

Und zweitens hab ich mich erst gestern wieder intensiv dran erinnert, wie's unten im Keller war und was ich alles drum gegeben hätte zu leben, wie ich es HEUTE mach. Bissl PC, bissl TV, bissl rumgehen, selbst auf's Klo gehen, sitzen, stehen, usw. Das darf man net vergessen, es kann einem immer noch schlechter gehen, WESENTLICH schlechter.

Laut Oberärztin haut der Schlucktest in einer Woche ziemlich sicher hin, weil die Wunde schon schön brav zuwächst. Na bitte, die Woche bieg ich jetzt auch noch runter und wenn sie sich geirrt hat, eben auch zwei.

Wenn ich den Krebs nur so besiegen kann, dass ich auf ihm draufhock bis er erstickt ist, dann mach ich das eben so!

29.Oktober 2016

Meinen 45sten Geburtstag hatte ich mir zwar wesentlich anders vorgestellt, aber manchmal bringt das Leben eben auch fiese Überraschungen mit sich. Anteilnahme und Gratulationen meiner Familie und Freunden waren jedoch diesmal ganz besonders überwältigend und so verging dieser Spitaltag auch wie im Flug. Ein Anruf reihte sich an den anderen, man gab sich in meinem Zimmer die Klinke in die Hand, meine Facebookseite ging über. Tat bei all dem Übel der Geschichte auch gut zu wissen, dass ein Haufen Leute mit mir mitfiebern und wie ein Felsen hinter mir stehen. Ich wusste einfach ich werde sie nicht enttäuschen.

31.Oktober 2016

Wieder Neuigkeiten von mir (könnten bessere sein, aber was soll's).

Die Fistel hat sich viel zu wenig geschlossen. Ein "Dichtheits-Schlucktest" am Freitag ist im Prinzip unnötig (wird auch nicht stattfinden). Vielmehr ist anzunehmen, dass ich noch Minimum 2-3 Wochen hier drin verbringen muss. Das Ding muss eben von selbst komplett zuwachsen und wie lang das dauert weiß niemand.

Jetzt hilft nur mich selbst am Schopf zu nehmen und zu sagen "Hey, es war im Voraus klar, dass der Scheiß ein paar Monate dauert. Ob hier rumkugeln oder zu Haus muss jetzt egal sein, Augen zu und durch!"

Klar, ein bissl Lagerkoller hab ich schon und man kann sich nicht vorstellen, wie ich mich auf mein erstes Glas WASSER wieder freue (werde ja jetzt seit 24 Tagen durch die Vene ernährt und das bleibt so). Und neben meiner Frau einzuschlafen und aufzuwachen wär auch wieder mal genauso schön, wie von meiner lästigen Katze des Nächtens beschnuppert zu werden. Einfach ein bissl Heimweh halt. Aber auch diese Wochen werden vorbei gehen, genauso wie die, die noch *kommen mögen. Keine Sorge, ich steh's schon durch...*

1.November 2016

Eben Visite und Gespräch mit Oberarzt. Hat über die Sache nachgedacht und ist auch nicht glücklich mit der Lage - besonders wegen meinem Darm. Jetzt bekomm ich seit exakt 25 Tagen nur Nahrung durchs Blut, das ist für Magen und Darm kein Optimum.

Und mit viel Pech wächst meine blöde Fistel was-weiß-ich-wann zusammen. Alles nicht befriedigend.

Letztendlich ist er (aber mit meinem allervollsten Einverständnis) zu dem Entschluss gekommen, dass wir in einer kurzen OP eine Magensonde legen. Dann kann sich die blöde Fistel alle Zeit nehmen, die sie braucht und mit einer voll funktionstüchtigen Magensonde könnt ich bis zur

Radio/Chemo sogar ein paar Tage nach Haus (das startet ja am 24.11.)

Die Sonde kann auch einfachst wieder entfernt werden, OP innerhalb der nächsten sieben Tage.

Klingt nach einer passablen Zwischenlösung für mich.

2.November 2016

Soda, jetzt geht mal was weiter und es gibt zur Abwechslung good News. Seit zwei Stunden hab ich diesen Porthacath in mir. In einer kleinen Mini-OP unter Sedierung (keine Vollnarkose, wie KO-Tropfen, man kriegt alles halb mit) wurde mir unter die Brust so ein kleines "Doserl" mit einer Membran verpflanzt. Davon geht ein Schlauch weg direkt in die Herzvene. Diese Membran kann man über 1000 mal anstechen, ohne dass sie kaputt wird. Für alle weiteren Infusionen, Blutabnahmen, Chemotherapien,... brauch ich somit nimmer gestochen werden, sondern sie stechen nur noch in diese Membran.

Für Montag Vormittag wurde die OP der Magensonde festgelegt. Die lassen wir dann gleich bis nach meiner Radio-Therapie drin, egal ob sich meine Fistel schließt oder nicht. Denn man kann auch trotz Sonde normal über den Mund essen und trinken, aber wenn das nicht geht, ist es gut eine zu haben. Sollte ich also aufgrund der Radiotherapie nicht schlucken oder essen können - voila! Dann hau ichs mir eben über die Sonde rein!

Das schönste ist jedoch, dass ich sofort lerne, die Sonde allein zu bedienen. Das bedeutet MEINE FISTEL KANN MICH AM ARSCH LECKEN!!!!! Nächste Woche geht's somit endlich nach Haus!

11.November 2016

Erste Runde mal fertig geschlagen, ich geh nach Haus (endlich, langsam hab ich hier drin nen Lagerkoller bekommen).

Ich kann zwar dank dem Scheiß-Loch in meinem Hals immer noch nicht essen und trinken, hab aber einen Schlauch direkt in meinen Magen in den ich brav dreimal täglich Nahrung und Wasser einfülle. Es gibt Menschen die haben das ihr restliches Leben - unvorstellbar.

Ansonsten ist mein Körper natürlich ziemlich geschunden, Halsbereich noch immer sehr geschwollen, die große Narbe im Brustbereich schmerzt auch noch ein wenig, Mund ist halb taub,... Alles in allem ein bissl unrund aber das war ja erst Runde Eins.

Am 23. gehts dann weiter mit Radio- und Chemotherapie. Das wird dann wieder spannend. Egal, danach ist Zeit fürs Wunden lecken und erholen, inzwischen gilt trotz allen Widrigkeiten eben weiterhin

KILL THE CANCER!

12. bis 23. November 2016

Endlich kam ich wieder nach Hause. Natürlich war an ein normales Leben nicht zu denken, aber allein der Umstand wieder in meinen gewohnten vier Wänden zu sein gab zusätzliche Kraft und Zuversicht ob der Dinge, die nun auf mich zukommen mögen. Ich war auch sicher, das Gröbste hinter mich gebracht zu haben und gewöhnte mich auch recht schnell an meinen neuen Tagesablauf mit der Magensonde. Das Wort „Magensonde" klingt hochtrabender, als das Ding eigentlich ist (ich persönlich konnte mir davor ehrlich gesagt überhaupt nichts darunter vorstellen). De facto handelt es sich einfach um einen Schlauch, der knapp überhalb des Nabels etwa zehn Zentimeter aus meinem Bauch herausragte und direkt in den Magen führte. Wichtig ist nur, das Ding regelmäßig zu bewegen und hin- und herzuschieben, damit es nicht mit dem Körper verwächst. Die Austrittsstelle muss auch regelmäßig eingecremt werden, weil sich der Plastikring dort leicht und regelmäßig entzündet und wund wird. Wasser und Nahrung in flüssiger Form werden einfach an einen Haken in rund zwei Meter Höhe gehängt, mit dem Schlauch verbunden und so rinnt das ganze dann durch die Schwerkraft direkt in den Magen. Während der ganzen Zeit verspürte ich niemals Hunger oder Durst. Man richtet seine Nahrungs- und Flüssigkeitsaufnahme einfach nach der Uhr.

Morgens, gleich nach dem Aufstehen, füllte ich mir erstmal einen halben Liter Wasser im wahrsten Sinne des Wortes in den Bauch. Rund eine Stunde später folgte mein Frühstück in Form eines weiteren 500ml-Sackes Spezialnahrung, die wirklich alles enthält, was ein Körper benötigt. Eine ausgewogene Mischung aller lebensnotwendiger Vitamine, Ballaststoffe, etc. Da man jedoch nie Hunger oder Durst verspürt (so weit darf man es nämlich gar nie kommen lassen), ist nur die genaue Einhaltung der Rationen wichtig. Am

Ende des Tages sollen dann so drei Essensrationen und mindestens zwei Liter Wasser in dir verschwunden sein. Das war nicht immer einfach, denn irgendwie war ich meistens im wahrsten Sinne des Wortes voll. So nahm ich zum Unwohl meiner Ärzte (aber meiner heimlichen Freude) weiterhin stetig ab. Waren meine Ärzte der Meinung, dass ich jedes Gramm an meinem Körper noch für kommende Belastungen brauche, war meine Meinung, dass die ganze Tortour zumindest am Ende auch mit meinem Idealgewicht enden solle. Zumindest irgendeinen Vorteil musste meine Krankheit ja wohl haben.

Fortzugehen oder Freunde einzuladen machte damals für mich jedoch noch keinen Sinn. Erstens fiel mir das Sprechen sehr schwer, zweitens schmerzten die Wunden der überstandenen Operationen immer noch und wurden durch regelmäßige Einnahmen schwächerer und stärkerer Mittel betäubt. Tja, und drittens macht ein Treffen mit anderen Menschen wenig Spaß, wenn man nichts essen oder trinken kann. Unglaublich, wie sehr diese beiden Dinge zu unserem täglichen Leben gehören. Und so hat sich mein Tagesablauf im Vergleich zum Spitalsaufenthalt auch kaum geändert. Fernsehen, Magenbefüllungen (ich kann nicht essen und trinken schreiben), Fernsehen, Internet surfen. Auf die Art vergingen die elf Tage bis zu meinen nächsten Aufgaben, die es zu bewältigen galt, der Chemo- und Radiotherapie.

23.November 2016

So, da bin ich wieder, wieder im KFJ. Allerdings in der 3.Med.Abt., Onkologie. Kein Vergleich zur HNO, gottseidank muss ich hier nur zwei Nächte bleiben. Das Gebäude hat sicher der Kaiser Franz Josef noch selbst errichtet. Kein Fernseher (außer im Gemeinschaftsraum), kein Bad und Klo am Zimmer, optisch eben ein altes Wiener Kassenspital. Nach meinem tollen Zimmer auf der HNO ist das hier der Abstieg in die Hölle. Und überall rennen schwerst kranke Tausendjährige herum. Egal, in zwei Tagen bin ich wieder raus hier.

Morgen gibt's um 9.00 Uhr meine erste Radiotherapie, danach am Nachmittag gleich die Chemo.

Mein Loch im Hals kommt mir schon ziemlich geschlossen vor, werde am Freitag einen Blauschluck anregen um zu schauen, ob ich schon ganz dicht bin ☺

Soweit, so gut, schauen wir mal, was hier auf mich zukommt...

24.November 2016

So eine Radiotherapie ist eine spezielle Sache. Wie mir prophezeit wurde, spürt man anfangs davon überhaupt nichts, es ist vom Gefühl her wie bei einer Röntgenuntersuchung. Zuerst wird eine exakte Maske des Gesichtes sowie ein Zahnschutz, ähnlich dem eines Boxers, angefertigt. Mit dieser Maske wird man dann auf ein Brett geschnallt, sodass man die bestrahlten Stellen keinen Millimeter bewegen kann. Dieser Umstand macht einigen Patienten zu schaffen, aber ich hab währenddessen einfach immer die Augen geschlossen und vor mich hingeträumt, war in Thailand, hab künftige Tattoos oder meine Krebsparty geplant. Nach rund fünf Minuten und etwas Gepiepse der Maschine ist der Spuk auch schon vorbei und man zieht sich wieder an. Da war die Chemotherapie schon eine wesentlich höhere Hürde, wie man den kommenden Eintragungen in meinem Facebook-Tagebuch entnehmen kann.

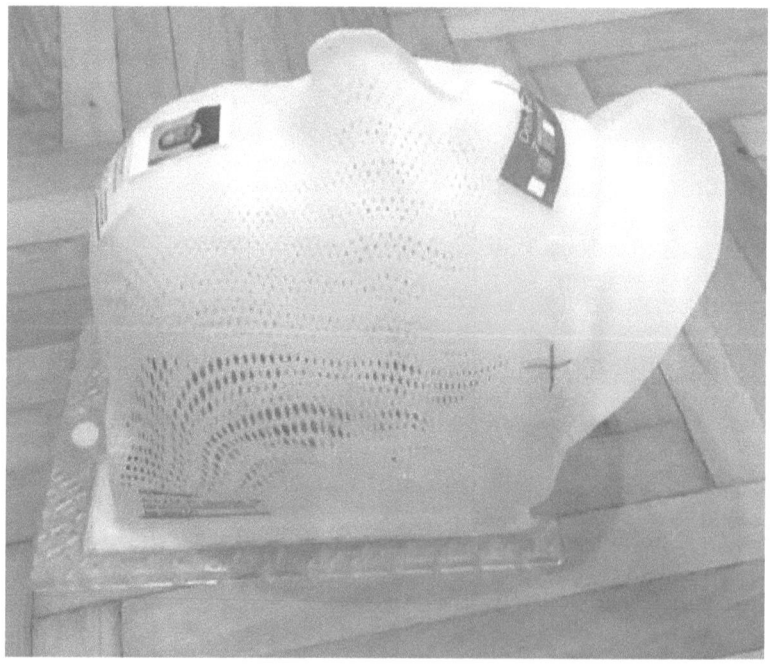

24.November 2016

Heutiger Tag war ereignisreich aber alles gut.

Am Vormittag die erste Radio war easy - da soll es aber auch laut Ärzten erst Probleme ab dem 15. bis 20. Mal geben (bei manchen Patienten auch gar nie).

Danach hat die HNO entschieden, dass ich vorsichtig mal beginnen darf Wasser zu trinken, die Fistel ist allem Anschein nach endlich dicht. Das Gefühl, wenn da wieder mal was den Hals runterrinnt kann ich nicht beschreiben. Bis dato hab ich nicht gewusst, WIE KÖSTLICH WASSER SCHMECKEN KANN!

Und jetzt häng ich seit 16.00 Uhr an der Chemo (das dauert mit allen rundum-Medikamenten und Spülung acht Stunden, um Mitternacht bin ich fertig).
Aber auch das läuft gut, mir ist nicht schlecht, dafür gibt's diese Vorbereitungsmedikamente.
Aber laut Schwester kann ich mir schon ein

schönes Harley-Baseballkapperl und ne Haube aussuchen. Es gibt zwar vereinzelt Leute, die ihre Haare behalten, aber die Chance ist unter 50%. Is mir auch wurscht, meine wachsen so schnell, im April bin ich schon wieder ein Hippie ☺

Morgen nach der Radio geht's schon wieder heimwärts, also alles gut, bin fröhlich und wohlauf.

Liebe Grüße euch allen da draußen!

25.November 2016

Ich bin trotzdem froh dass ich nur drei Chemos hab und nicht mehr. Trotz Medikamente is mir heute sauübel auf des Zeug. Da gibt's Leute die haben mehr. Verstehe auch, dass die Unmengen abnehmen, an Essen is heute net zu denken. Und Tanzen geh i heut sicher auch net. ☺

28.November 2016

Wow - ich hatte ein mega beschissenes Wochenende. So hab ich mir die Chemo nicht vorgestellt, mir hat vorher jeder erzählt "heutzutage ist das nicht mehr so schlimm,...bla bla"

Bullshit! - da hatte ich scheinbar ne andere Chemo. Freitag Abend ging's schon los (rund 20 Stunden nach Verabreichung des Zeugs). Am nächsten Morgen dann die volle Keule. Mir war im Leben noch nie so schlecht. Das gepaart mit Hoffnungslosigkeit, denn normal speibst und es is gut. In dem Fall bringt das nix und es geht weiter. Bei Schmerzen helfen Schmerztabletten - höher und noch höher dosiert, aber gegen Übelkeit??? Keine Hilfe in Sicht, da musst du durch. Gottseidank hatte ich meine Magensonde, so konnte ich zumindest Flüssigkeit in mich einfüllen - an jegliches Schlucken war nicht zu denken, obwohl ich es ja eigentlich endlich könnte. Aber nur ein Schluck endet in sofortigem Brechreiz.

Heute ist der erste brauchbare Tag, mir ist zwar noch immer übel aber wenigstens nimmer sauübel.

FUUUUCK - und das hab ich noch zweimal...

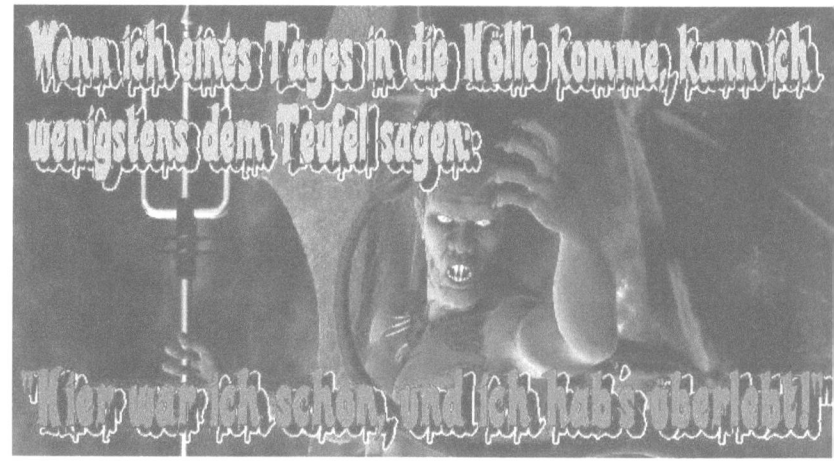

1.Dezember 2016

Heute ist ein wichtiger Tag, ab heute zähl ich rückwärts. In exakt 40 Tagen hab ich meine letzte Behandlung. 10 Tage addiere ich, die mir von der verfluchten Chemo wieder schlecht sein werden und die gröbsten Schmerzen aufhören weh zu tun - somit noch 50 Tage Scheiße und das war's dann!

Jeder Tag ist einer weniger. Keep on going...

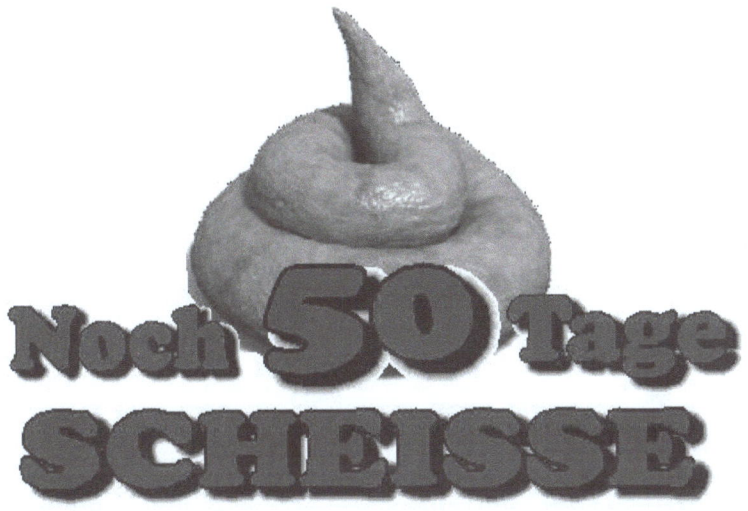

1. Dezember 2016

Ich hab mir eine Art besonderen Adventkalender gebastelt. 50 Felder zum Durchstreichen, jeder zehnte Tag in Gold. Mein rituelles Highlight sollte nun werden, jeden Tag einen Tag durchzustreichen. Das hab ich wahrlich feierlich zelebriert. Die Übelkeit hielt noch einige Tage an, an Essen und Trinken war nicht zu denken. Nun war meine Magensonde von höchster Bedeutung, ohne ihr wäre ich wahrscheinlich verhungert und verdurstet. Doch selbst die direkte Einnahme in meinen Magen war nur mittels höchster Selbstdisziplin möglich, mein Körper sträubte sich einfach unendlich gegen jede Zufuhr von Flüssigkeit oder Nahrung. Und so ließ ich doch einige Rationen, auch Wasser, ausfallen. Das sollte sich leider ein wenig rächen (dazu später).

8. Dezember 2016

Ich brauchte einfach einen Anker, an den ich mich klammern kann, ein Ziel vor Augen, das es zu erreichen galt. Und so buchte ich einfach eine Reise nach Thailand im März ohne zu wissen, ob ich diese überhaupt antreten kann. Aber ich war mir sicher es zu schaffen, wenn ich es nur ganz fest will.

Die täglichen Radio-Bestrahlungen bereiteten mir zwar noch keine Schmerzen, zeigten jedoch auf andere Weise gehörig Wirkung. Einerseits konnte ich nun wieder zaghaft schlucken, andererseits brachte mir das überhaupt nichts. Jeder Geschmacksnerv in meinem Mund war mausetot – nichts, absolut nichts war mehr da. Weiters wehrte sich mein Hals massiv gegen die Tortour. Er hat geschleimt ohne Ende. Nun war erst recht keine Möglichkeit Besuch zu empfangen oder wohin zu gehen. Ununterbrochen musste ich mich ekelhaft räuspern und ausspucken, mir hat vor mir selbst unendlich gegraust. Aus Scham bin ich anfangs jedes mal zur Toilette gerannt, um meiner Frau dieses ekelhafte Geräusch plus den Anblick zu ersparen. Da die Sache aber dann fast in Fünfminuten-Abständen auftrat, sagte sie mir, ich soll jeglichen Scham über den Haufen zu werfen. Es ist nun mal so, wie es ist. Und so hockte ich im Wohnzimmer mit einem großen Spucknapf im Arm und ließ raus, was raus musste.

9.Dezember 2016

So - wieder mal was von mir. Mir geht's so-la-la.

Essen kann ich noch immer nix, obwohl die Fistel jetzt endgültig verheilt ist. Durch die massenhafte Schleimbildung in Mund und um den Kehlkopf bisserl Schluckprobleme und schmecken tu ich sowieso nix. Außerdem ist mir dauerübel. Na ja, bin ja die Magensonde schon gewöhnt...

ABER ZUM POSITIVEN:

1.) Es geht mehr und mehr vorbei, neue Lage 42 Tage!!!

2.) Ich hab was, worauf ich mich freuen kann - und wie!!!

Ab 9. März werd ich mich zwei Wochen von all den Strapazen in Thailand erholen, das ist für mich die beste Reha die es gibt.

Gestern gebucht. Die Hölle wird enden, bald!!!

15.Dezember 2016

Wollte eben wieder hier am KFJ zur stationären Behandlung (zweite Chemotherapie) einrücken, wurde aber wieder nach Hause geschickt. Hab zu wenig weiße Blutkörperchen. Morgen wieder. Also eigentlich wollten sie mich da lassen, aber lieber komm ich morgen wieder. Die Station ist einfach zu grauslich. Alle Menschen 60 plus. Bin ich eigentlich der einzige Nicht-Tausendjährige der Krebs kriegt?

Grund zur Hoffnung geben mir zwei Tabletten, die mir die Ärztin auf mein Bitten mitgegeben hat. Eine stärkere gegen die Übelkeit und eine "fürs geistige Wohlbefinden". Hab ihr gesagt, ich brauch da wirklich was, nur hie und da, sonst dreh ich durch. Am Nachmittag hau ich mir die rein und bin gespannt ob ich entspannt bin ☺ Morgen geht's dann wieder auf die Station des Grauens zum Chemoversuch II.

Na schauen wir mal, was passiert...

16.Dezember 2016

Hmpf, grummel - schon wieder aufgeschoben. Noch immer zu wenig weiße Blutkörperchen, somit auch heute wieder ohne Chemo heimgeschickt. Nächster Versuch - Dienstag.

Tablette Eins (die gegen Übelkeit) hat gestern übrigens so gut funktioniert, dass ich Tablette Zwei (die fürs "geistige Wohlbefinden") nicht gebraucht hab ☺

Aber ich hab sie im Talon und das macht irgendwie sicher (wie ein Schummelzettel im Gymnasium, den man dann gar net braucht)

Na ja, hab i wenigstens ein nicht sooo ungemütliches Wochenende vor mir und eines zählt:

NEUE LAGE 35 TAGE!!!

Zwischenbemerkung

Einer meiner besten Kumpels ist Apotheker. Als ich dem meine „Wohlbefindlichkeitstablette" gezeigt hab, war er sehr skeptisch. „Wenn du die öfter nimmst, macht dich das Zeug süchtig, is ne echte Droge und gar keine so leichte!", hat er gemeint. Da wäre seiner Meinung nach Canabis / Marihuana wesentlich sinnvoller. Also hab ich diesbezüglich meine Ärztin gefragt und sie war durchaus nicht abgeneigt. Das gäbe es in Tropfenform für unter die Zunge, sie könne mir das sogar verschreiben. Es folgte eine witzige Anekdote. „Also ich bin in der Motorradszene und bekomm problemlos das richtige Zeug – darf ich das auch nehmen?", war meine Antwort. Mit einem Lächeln antwortete sie: „Das wär wahrscheinlich noch besser, aber verschreiben kann ich ihnen das natürlich nicht!"

Na ja, das war mir durchaus klar. Nach einem kurzen Anruf stand nach einer Stunde ein Biker vor meiner Tür, wollte mich förmlich mit dem Zeug überhäufen und nicht mal Geld dafür (auch viele meiner

Bikerkumpels standen während meiner schwierigen Zeit wie ein Fels hinter mir). Nun hatte ich nur noch das Problem, wie ich es zu mir nehmen kann, ohne Hals oder Lunge zu schädigen – rauchen sollte mir ja mein restliches Leben streng untersagt sein. In einem der mittlerweile völlig legalen Hanfshops kaufte ich mir daher einen Vaporisator. Darin wird der pure Stoff ohne Beigabe von Tabak auf über 200 Grad erhitzt und kann so ohne Rauch eingeatmet werden.

Die Wirkung ist jedoch exakt die selbe. Ich habe bis auf einen Besuch vor über 15 Jahren in Amsterdam nie jegliche Art von Drogen zu mir genommen, möchte mich aber nun hier an dieser Stelle im Falle einer solchen Ausnahmesituation absolut dafür aussprechen. Für Krebskranke gehört das einfach legalisiert und sollte in Apotheken verkauft werden. Wenn dich grenzenlose Übelkeit und ein seelisches Tief nicht zur Ruhe kommen lassen, ist diese Pflanze wohl das beste Mittel, mal gepflegt zu entspannen. Richtig zu entspannen! Und das ohne Sucht oder wirklich bedenkliche Nebenwirkungen. Schon seltsam, dass man fragwürdige, chemische Mittel problemlos verschrieben bekommt, aber im Falle dieser naturgegebenen Pflanze so ein Trara macht. Ich jedenfalls kann es nur jedem empfehlen, der während einer Krankheit auch mal der Realität ein wenig entfliehen möchte. Außerdem gibt es mittlerweile einige Studien die beweisen, dass sich der Konsum bei Krebserkrankungen durchaus positiv auswirkt – nicht nur in psychischer, sondern auch in physischer Hinsicht (Stichwort Krebszellen). Wie man es allerdings ohne entsprechende Kontakte besorgen kann, steht auf einem anderen Blatt…

18.Dezember 2016

Hat der ganze Shit eigentlich auch irgendwas positives???

Kaum zu glauben, ja, hat er!

Heute morgen hat die Waage erstmals seit vielen Jahren einen exakten Hunderter angezeigt. Schätze Mitte/Ende nächster Woche bin ich wirklich ein UHU (für Nicht-Eingeweihte, das heißt "Unter Hundert")

Mir passen bereits wieder die Jeans, die ich bei meinem ersten Las Vegas-Trip 2010 gekauft hab (gottseidank hab ich die nie weggeschmissen).

Da ja jetzt noch zwei Chemos kommen, schätz ich, dass ich bei 90 - 95 enden werd. Wenn ich gesund bin, werden sicher wieder ein paar raufgehen, aber UHU tät ich gern bleiben.

Wie gesagt - mir wär lieber gewesen es wär mir erspart geblieben, aber mit Diäten hätt ich wohl nie im Leben 40 Kilo abgebaut. Also neben all den weinenden Augen zumindest ein kleines lachendes. Euch allen schöne Vorweihnachtszeit noch, und net dass ihr so blad werdets, wie ich es war, bei all der Keksfresserei ☺ ☺

20.Dezember 2016

Wieder eingerückt, wieder nix ABER - morgen fix. Die weißen Blutkörperchen haben sich erholt und sind stark gestiegen. Grad noch um ein bissl zu wenig. Sie wollten mich sogar da lassen, um dann morgen zu starten, aber da bin ich schreiend weggerannt. Keine Sekunde länger auf dieser grauslichen Station als ich muss. Halbwegs ruhiger Tag und ruhige Nacht im trauten Heim, dann rücke ich morgen pünktlich zehn Uhr ein für Chemo die Zweite...

21.Dezember 2016

Soda, los geht's. Alle Untersuchungen beendet, der Port ist angestochen, das Gift wird angerührt, um 16 Uhr kommt Chemo Teil II. Hab ein luxuriöses Sechsbettzimmer (so schön hab ich das letzte Mal in der Army geschlafen) und neben mir einen 66jährigen, der mit Lungenkrebs nicht mehr lang zu leben hat. Der ist aber durchaus fröhlich und jetzt eine rauchen gegangen. Zitat: "Jetzt is a schon wurscht."

Ich muss ihm wohl recht geben...

Auf der Radio hab ich heut ein 27jähriges Mädel kennengelernt. Hab schon geglaubt ich bin mit 45 der Jungspund. Ein bildhübsches Girl mit 27 das Krebs hat ist wohl absolut wrong. Ich beginne langsam Gott zu hassen, wenn das nicht bald vorbei ist, werd ich Satanist ☺

Ihr seht, ich hab meinen Humor noch und bin ready. Weihnachten ist, i am waiting for my GIFT um 16 Uhr.

21.Dezember 2016 - Zwischenbemerkung

Tja, nun sollte sich die mangelnde Flüssigkeitszufuhr während meiner Chemotherapie ein wenig rächen. Meine Nierenwerte waren unter aller Sau. Da war ich nun schon „angestochen", hab mich geistig auf die nächste Chemo vorbereitet und dann das:

21.Dezember 2016 knapp nach 16.00 Uhr

Und zack und bumm und schon wieder alles anders. Jetzt passen meine Nierenwerte nicht und es gibt wieder keine Chemo. Bis morgen werden meine Nieren gespült und DANN VIELLEICHT. Langsam geht's mir die Sache fest am am Orsch. Und jetzt muss ich auch noch zwei Nächte hier bleiben 😈 🤢

Aber, wenn ich schon Mal da bin, haben meine beiden Oberärztinnen (HNO & Onkologie) gemeinsam was anderes ersonnen. Erstens wird meine Niere weiter gewaschen und zweitens bekomm ich jetzt heute und morgen früh ne Cortisonkur. Dadurch soll mein Kehlkopf abschwellen und die Schleimerei aufhören oder zumindest geringer werden. Das wiederum verringert normalerweise auch meine Übelkeit und die Schluckbeschwerden. Der Weg soll (zumindest nach der Bestrahlung) schnell wieder in Richtung "normal essen durch den Mund" gehen, auch wenn dann noch ne Chemo folgt. Das was mir so zusetzt, ist angeblich mehr die Radio als die Chemo. Na ja, schauen wir mal, wie gesagt ändern kann ich eh nix.

Also noch ein Nächtli hier, morgen heim, Mittwoch wieder einrücken.

Alles fad, aber von dem lass ich mich nach all dem bisher Überstandenen auch nimmer unterkriegen.

23.Dezember 2016

Es gehört ja hier auch manchmal was positives gesagt. Also: Heut geht's mir einmal ausgesprochen gut. Ich weiß nicht, ob es das Cortison ist, aber ich schleim heut wirklich deutlich weniger und hab schon zwei Häferl Tee verzwickt. Na vielleicht ist das der Stein der Weisen. Vielleicht hab ich so ja ein ganz brauchbares Weihnachten.

Bin jedenfalls wieder zu Haus und am Dienstag geht's weiter, Blutkörperchen OK, Niere kommt wieder ins Lot, neue Lage 26 Tage (bzw. 16 bis zur letzten Bestrahlung). Ziel vor Augen, Ende in Sicht, Endspurt!!!

Ich danke Euch alle für Support, aufmunternde Worte, Besuche, seelischen Beistand und wünsch Euch schöne Weihnachten und ein braves Christkind.

24.Dezember 2016

Weihnachten stellt man sich wirklich ein wenig anders vor. Mit einem fulminanten Mahl begleitet von Wein, Bier und unnötigem Süßkram. War diesmal frappant anders. Meine Familie war unglaublich rücksichtsvoll, aber bei mir kam (verständlicherweise) keine wirkliche Stimmung auf. Ich war grantig und unausstehlich. Meine Familie hat sich so viel Mühe gegeben, mir ein nettes Weihnachten zu bereiten, aber ich hatte an allem was auszusetzen. Hab mich dann irgendwann ins Bett verzogen und ferngesehen. Wirklich toll, wie alle darüber hinwegsahen und mir niemals einen Vorwurf daraus machten. Ein paar Tage später hat mir das unendlich leid getan, aber Stimmungsschwankungen können in dieser Lage wohl einfach passieren. War sicher der schlimmste Heilige Abend in unser aller Leben. ☹

27.Dezember 2016

Wieder eingerückt, heute geht's tatsächlich weiter. Blutkörperchen Ok, Niere nicht gut genug für weitere Cisplatin-Behandlung. Wir steigen daher um auf Carbo-Platin (das Zeug ist nicht ganz so agressiv). Das bekomm ich dafür nun wöchentlich ambulant auf der Tagesstation jeweils eine Stunde lang. Wie oft noch, erfahre ich, aber sollte entweder mit oder knapp nach der Strahlenbehandlung enden. Also - Nachmittag meine nächste Chemo, Strahlen weiter, eh klar, neue Lage 13 Tage. Jetzt noch einmal Vollgas und dann war's das!!!

28.Dezember 2016

Zurück in heimischen Gefilden, Tag Eins nach Chemo mit Carbo-Platin.

Also kein Vergleich zur Übelkeit mit Cisplatin, das Zeug vertrag ich viel besser! Nur wenn ich ganz intensiv such, find ich weit hinten ein kleines Unwohlsein aber von wirklicher Übelkeit bin ich weit entfernt. Ich hoffe stark das bleibt so, aber wenn es sich ändert wird ein Zofran (Übelkeitstablette) eingeworfen und das sollte es dann tun.

Mehr zu schaffen macht mir Hals und Kehlkopf durch die Bestrahlung - wie von den Ärzten vorausgesagt wird's gegen Ende etwas haarig und beginnt zu schmerzen. Na kein Problem, wenn das ärger wird, gibt's erst Novalgin, dann Tramal und im allerschlimmsten Fall hau ich mich ein paar Tage auf mein Klassezimmer in die HNO und lass mich total "niedermachen". Die Bandbreite ist somit noch grenzenlos und ich glaub nicht, dass Step Drei nötig wird (aber gut zu wissen, dass die Option da ist).

Was dafür im Gegenzug mehr und mehr steigt, ist meine Motivation.

NEUE LAGE 12 TAGE!!!!!

Das ist ja lächerlich und kürzer als mein kommender Thailandurlaub.

Na das bieg ich jetzt auch noch locker runter!!!

29.Dezember 2016

Fühl mich speiübel, zum Kotzen!!!

Wär ja zu schön gewesen - heut is mir wieder sauschlecht. Scheinbar braucht mein Körper nen Tag um zu begreifen, dass er jetzt das grauslige Gift in sich hat. Ist nicht ganz so schlimm wie beim letzten Mal, aber für nen verschissenen Tag reichts.

Egal, die Uhr tickt, die Tage gehen, NEUE LAGE 11 TAGE!

29.Dezember 2016

Heute war definitiv wieder so ein Tag, an dem zuvor erwähnte Möglichkeit dem Körper mittels Einatmen „natürlicher Heilkräuter" ein wenig Ruhe zu verschaffen absolut lindernd war. Gegen diese Ruhelosigkeit und die Übelkeit gibt es einfach keine geeignetere Therapie, zumindest war und ist mir keine bekannt. Es sollten auch noch ein paar weitere solche Tage folgen, ich möchte auf diesem Thema auch nicht allzu intensiv herumreiten, es ist schon alles gesagt, was gesagt werden musste. Ich bin auf jeden Fall ein absoluter Verfechter der Schulmedizin und vertraue ihr auch voll und ganz. Nur glaube ich, dass den Ärzten in diesem Fall einfach die Hände gebunden sind und sie wider besseren Wissen und Gewissen eben nur chemische Keulen gesetzlich verschreiben dürfen. Eigentlich schlimm und sehr überdenkenswert (vielleicht liest ja irgendwann ein Politiker dieses Buch).

30.Dezember 2016

Aufgestanden - im Augenblick keine Übelkeit. War's das? Na hoffen wir's!

Einen schönen guten letzten Freitag dieses Jahr uns allen!

NEUE LAGE 10 TAGE

31.Dezember 2016

Kurz und schmerzlos - ab heute einstellig, ich hab nur noch 9 Tage zu überstehen und dann heißt es wieder aufstehen, pflegen und ganz xund werden.

Und das ist mein wichtigster Neujahrswunsch an Euch - bleibt's alle xund, denn Gesundheit ist zwar nicht alles aber ohne Gesundheit ist alles nix.

Fetten Dank für Euren Support während dieser wohl beschissensten Zeit meines Lebens, ich freu mich unglaublich d'rauf mit Euch auf meiner

Krebsparty 2017 nur noch kopfschüttelnd an diese Tage zurückzudenken.

Guten Rutsch, auf ein schönes, gesundes 2017!

4.Jänner 2017

Sitze hier im Spital und warte tatsächlich auf meine LETZTE CHEMO!!! Werd ich richtig genieße das Zeug, weil ich so was (hoffentlich) NIE WIEDER krieg!

Dann noch fünf Bestrahlungen und danach widmen wir alle Power in den Wiederaufbau meiner Körperruine.

Ach ja - bevor ich das dann in der Hitze des Reha-Gefechtes und meiner Freude über den bevorstehenden Urlaub vergess:

THAILAND IST UND BLEIBT GEHEIM, das weiß nur diese Gruppe hier und wird von mir auch nirgends öffentlich gepostet.

Glaube zwar nach all der Marter und Krebsbekämpfung hat man sich sowas echt verdient, aber die liebe Krankenkasse sieht das ganz anders. Im Krankenstand das Land verlassen is nicht. Ich hab gefälligst hier zu kränkeln!

NEUE LAGE 5 TAGE!

5.Jänner 2017

Ich möchte und kann mich nicht über all die Leistungen, die ich in Österreich durch meine Krankenkasse erhalten habe beschweren. In einem anderen Land der Erde wäre ich womöglich auch abgekratzt. Und nach den überstandenen Therapien würde ich sogar auch noch eine nette Kur / Reha auf Krankenkassenkosten erhalten. Aber irgendwo in einem Kurhotel in der Steiermark hocken und die Berge anstarren? Allein? Hey, das hatte ich doch schon die ganze Zeit im Spital! Was ich nun brauchte, war Zeit an einem Ort, den ich über alles liebe und das im Beisein meiner Frau. Damit war ich mir sicher,

Körper und Seele wieder aufzubauen. Aber meine Ärzte machten mir da nur wenig Hoffnung. Die Krankenkasse würde garantiert niemals genehmigen, dass ich während meines Krankenstandes nach Asien fliege, auch nicht auf meine Kosten. So war der Tipp meines behandelnden Arztes es einfach zu riskieren, stillschweigend abzuhauen. Das Schlimmste, was mir passieren konnte war, dass die Krankenkasse das Geld, was sie mir während meines Auslandsaufenthalte bezahlt hat, zurückverlangen konnte. Also rund 500 Euro im Gegensatz zu meinem Seelenheil??? Da war die Antwort, die ich mir selbst gab klar. Das war mir scheiß-egal!

Aber noch war es nicht soweit. Es war noch nicht mal klar, dass es mein Gesundheitszustand zulässt, dass ich fliege. Planschen im Meer mit ner Magensonde geht nicht und nach Thailand zu fliegen ohne essen zu können wollte ich sowieso nicht. Dieses Ziel hatte ich vor Augen, wie ein Esel ne Karotte an ner Schnur. Ich musste einfach gesund werden, ich wollte, ich wollte!

9.Jänner 2017

So - der 9.1. ist erreicht, das "Grande Finale" um einen Tag verschoben. Sie wollen mir morgen noch unbedingt eine Chemo umhängen - scheiß drauf, die pack ich jetzt auch noch (die letzte hat mich gar nimmer so umgehauen).

Heute hatte ich auf jeden Fall meine DEFINITIV ALLERLETZTE BESTRAHLUNG - die Maske hab ich als schlechte Erinnerung mit nach Hause genommen, entweder werden wir uns auf meiner Krebsparty alle drauf unterschreiben oder ich leg sie in Klo und jeder kann drauf pinkeln - das überleg ich mir noch.

Jetzt geht's jedenfalls daran, mit aller Kraft diesen ausgemergelten Körper wieder aufzubauen, an meinem Willen solls nicht scheitern, schauen wir mal.

10.Jänner 2017

Letzte Chemo - CHECKED!

Auch der heutige Tag geht in die Geschichte ein und wird von mir vermerkt. Alles was man aktiv tun konnte, ist nun getan. Vier kleine Operationen, eine verdammt große, vier Chemos, dreißig Radios und gesamt runde sechs Wochen Spital - ERLEDIGT, ICH HABE FERTIG!

Jetzt geht's los - Mund spülen, spülen, spülen. Hals cremen, cremen, cremen.

Wenn der Schleim nachlässt und das Wetter bissl wärmer wird beginnen, für den Body was zu tun (anfangen mit spazieren, größere Spaziergänge, bis hin zum leichten Training im Fitnesscenter).

Ich hoffe inständig, dass die Taubheit meiner Zunge bis März zu Ende ist (ohne essen fahr ich nicht nach Thailand, da macht das keinen Spaß) - hier kann ich nur warten und auf die bisher einwandfreie Kraft und Selbstheilung meines Körpers hoffen.

Und mein Körper schreit nach mehreren neuen Tattoos - über die lange Narbe auf meiner Brust kommt ne asiatische Schlange, auf die Wadln zwei Thai-Elefanten (ein guter, ein böser), auf den Rücken ein riesiger Tiger und - last but not least - vorn am Bauch ein Tigerkopf der einen Krebs zerkaut dass das Blut nur so spritzt (damit beginn ich)!

Und gleich zu Beginn der Gartensaison wartet ne geile Krebsparty auf uns alle.

Körperlich noch ein Wrack, aber nicht mehr lange!

Ja, ich hab viel vor, heute beginnt der Rest meines Lebens!

13.Jänner 2017

Heute Zwischencheck auf der HNO gemacht. Alles passt, alles geht seinen Gang. Was ich jetzt brauche ist nur ZEIT (und das kotzt mich am meisten an, denn das kann ich nicht im Geringsten positiv beeinflussen).

Der Kehlkopf sieht schon gewaltig gut aus und ist fast komplett abgeschwollen. Die grenzenlose Schleimerei ist aber nicht annähernd zu Ende (somit Schlucken immer noch nicht wirklich möglich) und der Dottore kann mir auch nicht sagen, wie lang der Scheiß noch dauert. Zitat: "Das ist zäher Schleim und es ist zäh, bis er weg geht. Das wird eben im Lauf der Zeit weniger und weniger bis es weg ist."

Na super...

Weiterhin sabbernder Trottel.

Geduld ist eben nach der langen Strapaz jetzt nicht ganz meine Stärke, aber ich geb mir Mühe.

Mein Hals ist eine einzige Wunde, wie dem Lauda sein Ohr einen Tag nach dem Hockenheimring-Unfall. Schaut rot-knusprig-burned aus ☺

Na ja, wenigstens das kann ich positiv beeinflussen und schmieren, schmieren, schmieren.

Also – schauen wir mal, wo wir in einer Woche stehen...

18.Jänner 2017

Gestern zum definitiv letzten Mal auf der Onkologie gewesen. Ein letztes Mal dort Blutabnehmen und ein letzter Check. Von ihrer Warte alles OK, sie sind mit mir fertig.

Hab die offizielle Erlaubnis mich wieder zu tätowieren, alles zu essen, sogar Alk dürfte ich gemäßigt in mich reinschütten (also nur Bier, Spirituosen sind mein restliches Leben verboten, könnte ich wahrscheinlich auch gar nicht).

Kurz - onkologisch bin ich fertig!

Das selbe Prozedere kommende Woche auf der Radiologie.

Mal sehen ob die konform gehen und mich ebenso "offiziell entlassen".

Dann verbleiben als einzige meine "geliebte HNO-Station" als meine Betreuer für weitere Checks, Maßnahmen, etc.

Wenn mir alle drei erlauben, kann ich wieder fressen, saufen, leben und vor allem an meinen Tatoos weiter machen. Da hab ich viiieel vor.

Ach ja - ganz vergessen: Mein Körper sollt das auch noch alles können, nur tut der noch nicht so ganz mit. Aber wir sind am werken. Und auch *meine Haare wachsen langsam wieder nach. Wird schon...*

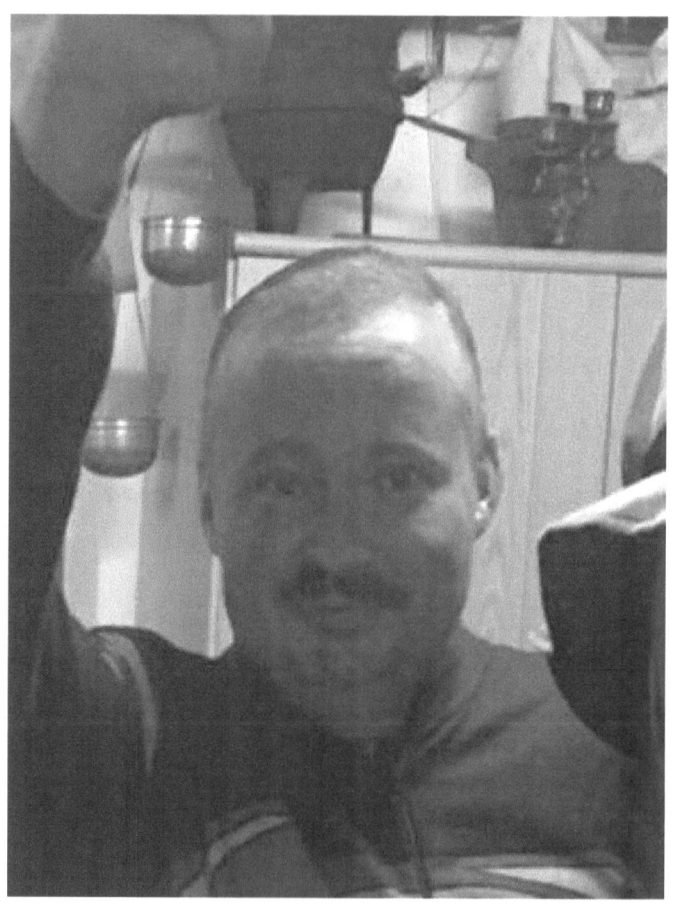

7.Februar 2017

Wieder nach längerer Zeit mal ich. Heute mit der Diätologin gesprochen - Zeit, dass dieser ekelhafte Schlauch aus meinem Bauch samt Loch weg kommt.

TSCHÜSS MAGENSONDE, war nett mit uns, du warst gut für mich, aber gehasst hab ich den Schlauch, der aus mir rausguckt seit dem ersten Tag (ist schon gewaltig unangenehm das Ding unter der Kleidung und entzündete sich immer wieder).

Schlucken kann ich mittlerweile wieder halbwegs brauchbar, vor allem cremige Sachen und Flüssigkeiten. Aber die Zunge ist leider noch immer mausetot.

Somit die schlechte Nachricht:

Essen kann ich immer noch nix, weil ich nix beißen kann, ohne meine Zunge mitzukauen. Und es ist derzeit kein Ende in Sicht. Ich hoff jeden Tag auf das Wunder...

Na vielleicht steh ich morgen auf. Oder übermorgen. Und dann geht's.

Die gute Nachricht:

Ich kann mich nun einwandfrei flüssig ernähren, brauch mich also nicht mehr an den blöden Schlauch in meinem Bauch andocken. Also geh ich am Donnerstag ins Spital, um den Termin für die Entfernung meiner Magensonde zu vereinbaren.

Wird wieder ne Bomben-Erleichterung für mein Leben, wenn ich nun mein "Essen" mit mir rumtragen und überall in mich reinstopfen kann.

Na ja, nicht undankbar sein, ein Fortschritt kommt nach dem anderen. Geduld ist eben nicht meine größte Stärke...

Im Bild meine künftigen "To Go Big Macs"
Ein so ein Flaschl hat 400 Kalorien, ist ne
vollwertige Ernährung mit allem, was der Körper
braucht. Fünf am Tag darf ich in mich reinleeren.
Na dann - zum Wohl!

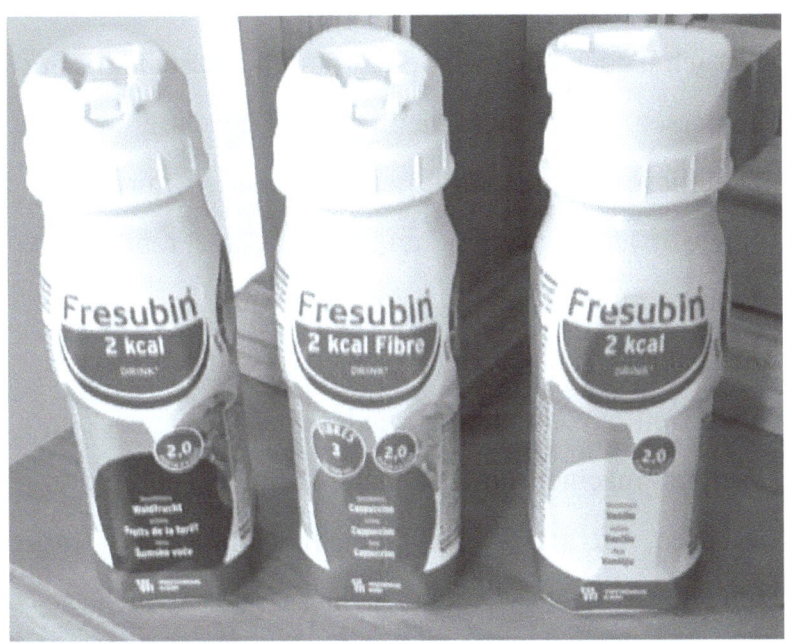

8.Februar bis 9.März

Das Loch in meinem Bauch von meinem Sondenausgang war zugewachsen und zusätzlich zu meiner flüssigen Nahrung hab ich immer wieder mit weicheren Lebensmitteln wie Nudeln, Kartoffelpüree, Faschiertem, Babynahrung, etc. meinen Schluckreflex trainiert. Von normalem Essen, kauen und schlucken war ich jedoch noch weit entfernt. Ich musste höllisch aufpassen, mich nicht beim Kauen mächtig in die gefühllose Zungenhälfte zu beißen (ist mir auch einige Male passiert) und das Verzehren einer Kinderportion Nudeln nahm 40 Minuten Zeit in Anspruch. Auch waren meine Geschmacksnerven noch weit davon entfernt, wieder alles zu schmecken. Weiters machte mir der kalte Winter gehörig zu schaffen, oft saß ich in meinem Zimmer und fror (obwohl es nach Meinung meiner Frau gar nicht so kalt war). Scheinbar hatten auch da die Behandlungen ein wenig negativ auf mich gewirkt. Ich sehnte mich nun so richtig nach Wärme, Erholung und Entspannung. Die Freude über meinen kommenden

Urlaub in meinem geliebten Thailand, wovon ich nahezu bei jedem widrigen Termin geträumt hab, ließ mich geradezu euphorisch werden. Dass ich es schaffen werde hinzufliegen, war für mich immer klar. Ich komme, Abflug!!!!

Dann war es endlich soweit:

12.März 2017

Ich bin gerade unendlich glücklich. Als ich vorgestern am Flughafen in Bangkok ausgestiegen bin, war ich sofort zu Hause. Die bekannten Gerüche, die Wärme, das perfekte Parallel zwischen modernem Glitzer und alter Tradition. Das umwerfende Lächeln der Menschen zur Begrüßung. Zwei Tage rumrennen im MBK und am Chatuchak-Weekendmarket, das Shoppen von nutzlosem Schrott zur Deko den ich so liebe, neuer Kleidung die dem neuen schlanken (gerade eher dünnem) Toni passt. Es ist Hochsommer hier, ich friere nicht mehr bei

Nacht. Meine Aufzählung könnte noch ne Seite voll hier weitergehen.

Einziger Wermutstropfen ist, das ich mit meiner immer noch kaputten Zunge nur ein Viertel aller Speisen essen kann - egal. Hier kann ich Kraft tanken. Wenn man das irgendwie drehen könnte, bliebe ich gern sofort für immer hier.

Bei jeder Bestrahlung und immer wenns ganz besonders beschissen war, war ich im Geiste hier. Hier ist und bleibt mein persönlicher Rückzugsort.

Ganz liebe Grüße an euch alle zu Hause!

PS.: Am 27. komm ich in die Röhre (CT) und wir schauen nach, ob das ekelhafte Schalentier zur Gänze aus meinem Körper verbannt ist. Ab dann gibt's Krebs in meinem Leben nur noch zu essen!

15.März 2017

Hallo Freunde und Familie!

Es ist unglaublich, was dieses Land bei mir bewirkt.

Natürlich wär es möglich, dass es auch zu Hause besser geworden wäre, aber das hier sind Fakten:

X) Dadurch, dass ich wegen der Hitze den ganzen Tag Flüssigkeit in mich hineinschütte, ist mein Schluckreflex fast schon wieder perfekt, kann fast wieder normal schlucken.

X) Ich nehme an, dass mit dem dauernden Flüssigkeitsaustausch auch meine Nierenwerte um Häuser besser sind - zu Haus tät ich ja nie soviel "saufen" (natürlich Antialkoholisches, wobei gestern Abend hatte ich schon vier kleine Bier!)

X) Mit dem Schlucken von Flüssigkeiten wird auch das Schlucken von fester Nahrung deutlich besser. Kann schon viele Dinge fast normal essen, bin bald komplett von der Flüssignahrung weg. Auch die Zungenbeweglichkeit ist besser, sprechen kann ich schon wieder fast ganz deutlich (nur das "R" pack ich immer noch nicht ☺)

X) Durch das dauernde Rumgerenne am Abend bin ich viel fitter geworden und bekomme schon fast kein Kreuzweh mehr - das ist vor allem für meinen Job wichtig, auf den ich mich auch schon wieder sehr freue.

X) Durch Sonne, Wasser, Bewegung,... hat die Steifheit meines Halses deutlich nachgelassen. Der Druck ist zwar noch da, aber auch er ist geringer. Bin gespannt, ob das durch das Salzwasser auf Koh Larn noch besser wird (meine Ärztin hat sowas durchblicken lassen).

X) Was das Land bei mir mental bewirkt, hab ich ja in meinem letzten Post beschrieben - ein riesiger Boost nach vorn, ich bin kaum wo anders so happy wie hier (natürlich auch wegen Sonne, Sommer,....)

Zusammenfassend:

Keine Reha nirgendwo könnte nur annähernd so gut sein, wie die hier. Normal müsste die Krankenkasse den Urlaub brennen.

Herzliche Urlaubsgrüße aus Pattaya,

Toni

18.März 2017

Koh Larn.

Einfach nur ein Paradies. Wir wohnen direkt am Meer.

Werd ich zu Hause überhaupt noch was anderes trinken können, außer Saft direkt aus einer Kokosnuss? (OK, ja, Bier geht immer ☺)

Ich glaube so schwer wie es dieses Mal sein wird, ist mir der Abschied aus Thailand noch nie gefallen. Ich fühl mich einfach zu wohl hier. Ach

wär ich bloß nicht so feig, tät auf alles pfeifen und
hier bleiben...

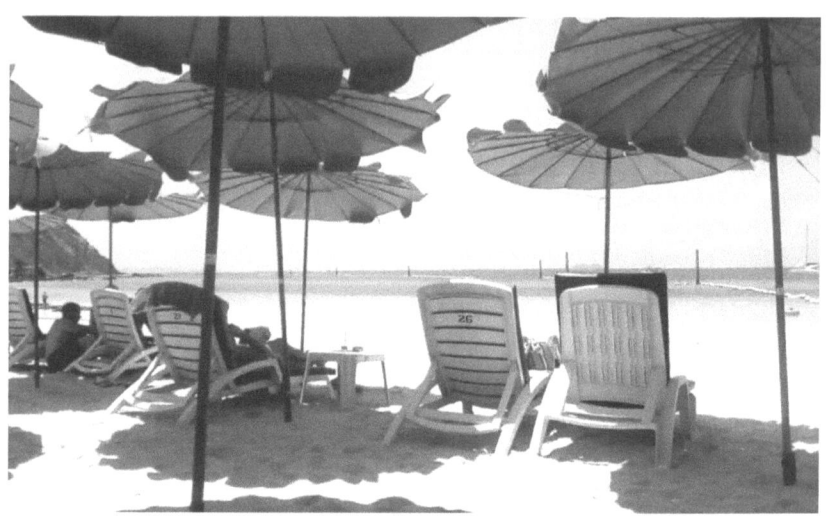

21.März 2017

Tja, dass war's wieder mal. Sooo schön und die
beste Kur, die ich mir nur vorstellen konnte.
Sitzen jetzt am Flughafen und warten auf den
Flieger nach Dubai, dann weiter Wien. Oh du
mein Thailand, ich werd dich so vermissen!!!
Aber wir sehen uns bald wieder und neben all

meinem Souvenir - Glumpat bring ich auch noch einen Elefanten mit, den ich mein Leben lang behalten kann. Jetzt ist das Fanten-Wadl-Duo vollzählig, die gute Peaches hat einen bösen Bruder gekriegt

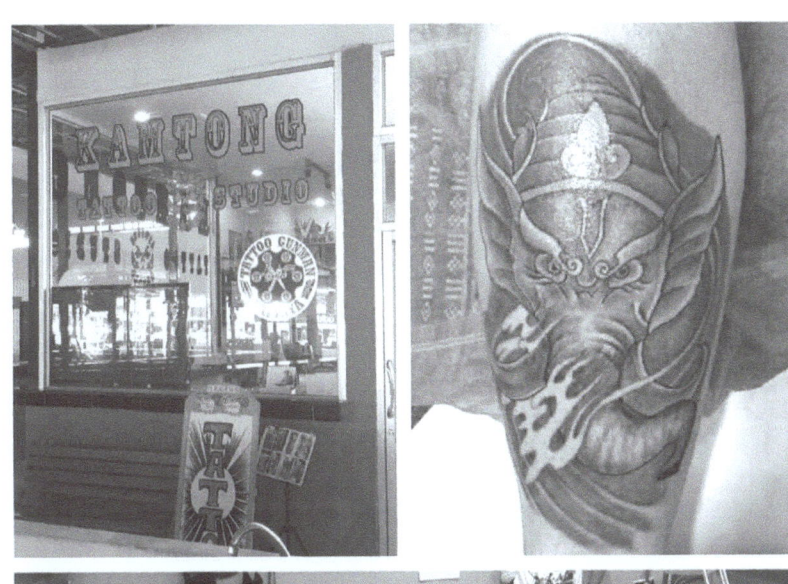

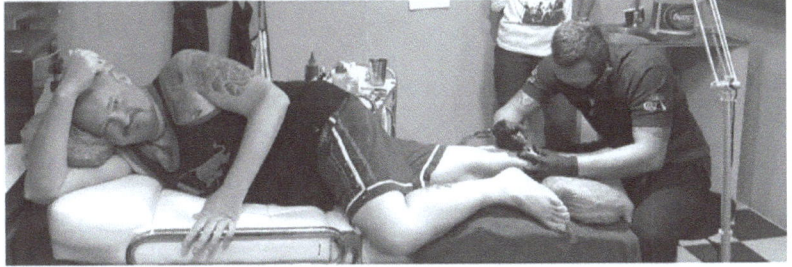

29.März 2017

Am 4.Oktober 2016 hab ich diesen Eintrag gepostet:

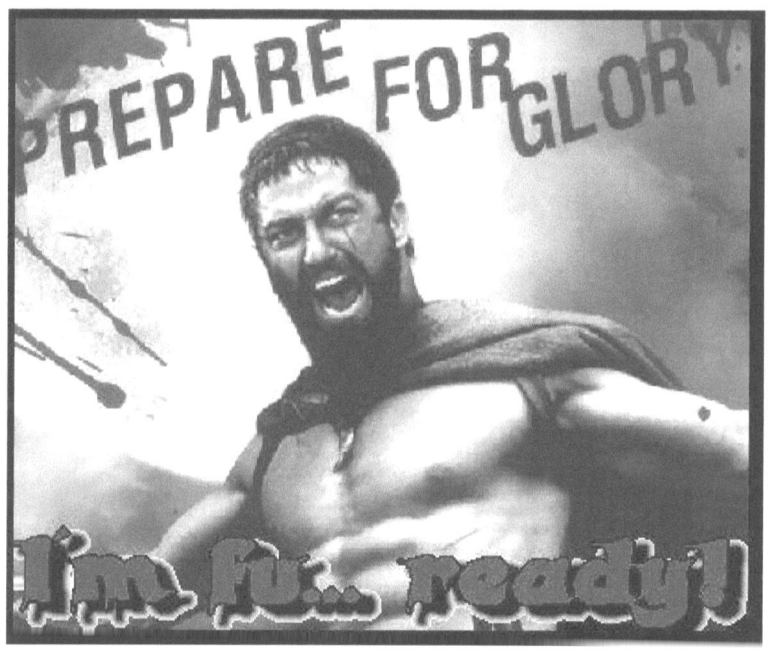

Es war der Abend vor dem "Einrücken", dann ging es los.

Gestern war ich mit meiner Frau im selben Lokal Abendessen um den Kreis zu schließen. Das letzte halbe Jahr war alles andere als ein Spaß, ABER ES IST ERLEDIGT, DAS WAR´S !!!

Natürlich weiß ich, dass Krebs erst nach fünf Jahren als geheilt gilt. Aber nach meiner letzten CT und gestrigen Endbesprechung bin ich vorerst komplett von Krebs befreit und medizinisch fertig.

Nun folgen nur noch eine Kontroll-CT alle drei Monate, dann sechs, dann jährlich usw.

Bis ich wieder voll am Damm bin (Zunge, Geschmack, Beweglichkeit des Halses, Fitness,...) wird es zwar noch ein halbes Jahr bis Jahr dauern, aber erstmal ist das miese kleine Schalentier besiegt!

Montag geht's wieder ab in meinen Job. Das war's, FUCK YOU CANCER, mit dir hab ich fertig!

Auch das hab ich am ersten Tag dieser Krankheit vorausgesagt - auch dieser Tag wird kommen!

EINLADUNG ZUR

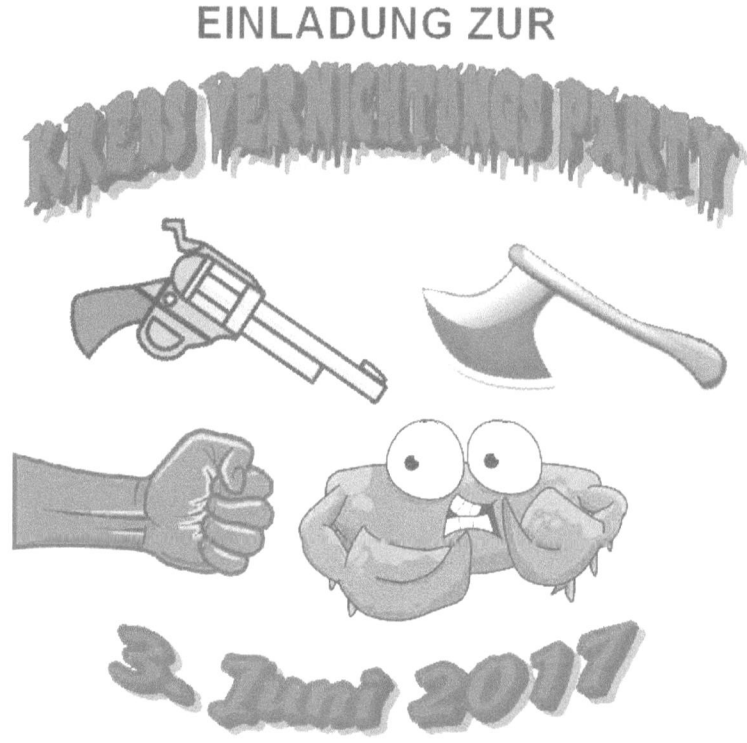

Ich lade Euch hiermit alle am 3.Juni 2017 ab 15.00 Uhr in meinen Garten ein.

Motto: "Wir vernichten den Krebs"
Neben Krebssuppe und Krebsaufstrichbrötchen gibt's auch ganze Flußkrebse vom Grill. Wenn aber der letzte von Euch meinen Garten verlässt, will ich innerhalb meiner Mauern KEINEN KREBS mehr sehen, ALLES MUSS WEG!!!

(zur Not mit Tupperware, aber raus aus meinem Haus!)

Wie gesagt, für Speis und Trank ist gesorgt, ich ersuche nur unbedingt um Zu- oder Absage damit ich weiß, wieviel ich ungefähr einkaufen muss.

ICH FREU MICH TOTAL AUF EUER KOMMEN, von diesem Tag hab ich im Spital oft geträumt!!!

3. Juni 2017

Auch an meiner rauschenden Gartenparty will ich Euch in diesem Buch teilhaben lassen – wenn auch nur mit ein paar Bildern. Es war exakt so, wie ich es mir oft während meinen Therapien erträumt hatte. Zeit sie zu planen, hatte ich ja mehr als genug. Es war einfach perfekt. Alle meine Freunde, Famile, Wegbegleiter waren da, um das Überstandene gehörig zu feiern. Es gab Hamburger Krebssuppe (war gar nicht so leicht, die im Internet aufzutreiben), Krebsaufstrich und ganze Flusskrebse vom Grill mit Cocktailsoße. Nur meine Hochzeit konnte diese glückliche Feier noch toppen.

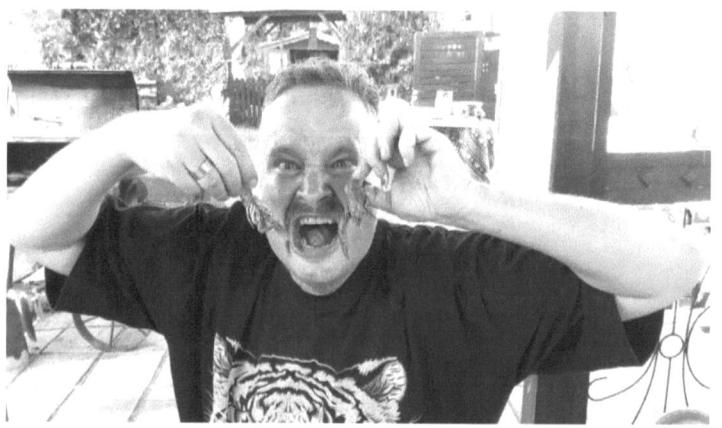

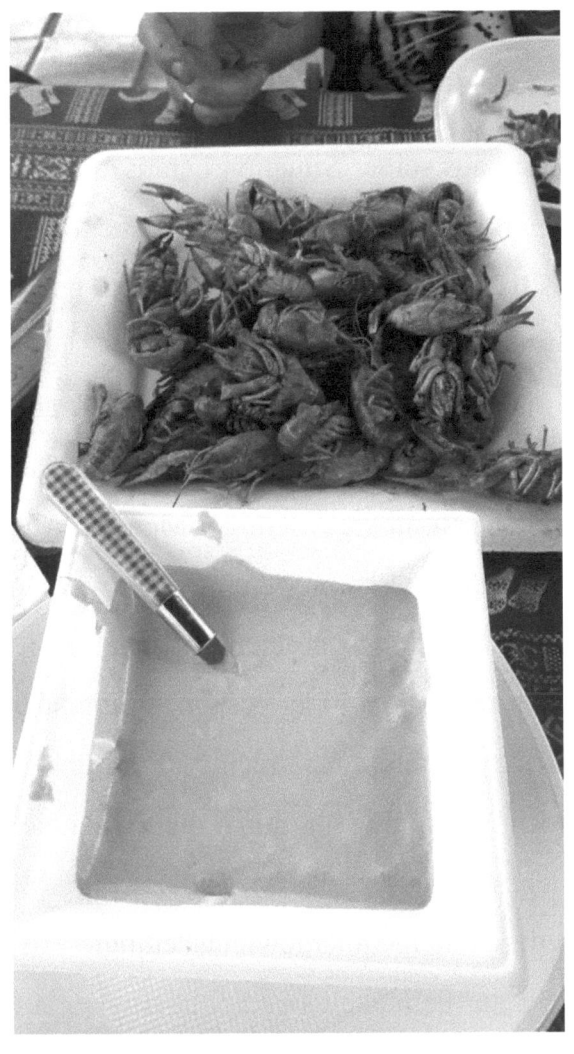

Epilog – wie geht´s mir heute

Ich war seit je her ein Mensch, der immer versucht hat, das Beste aus seiner Situation herauszuholen und aus allen Herausforderungen, die das Leben an mich stellte, Positives herauszupicken. Sicher hat mir diese Lebenseinstellung auch durch diese schwierige Zeit geholfen und ich sehe die überstandene Krankheit auch als Chance für ein neues Leben. Vor ihr war ich ein doch schon sehr übergewichtiger Mensch. Aber so sehr meine Willensstärke in vielen Dingen vorhanden war, so wenig habe ich es geschafft abzunehmen. Am Ende war ich mit rund 140 kg gesegnet. Schuhbänder wichen Klettverschlüssen, mein Blutdruck war immens hoch und konnte nur durch die Einnahme von Tabletten gesenkt werden. Mehrmals pro Monat wurde ich durch meine übergewichtsbedingte extreme Schnarcherei aus dem ehelichen Schlafzimmer auf die Gästecouch verbannt. Wenn man das alles in Betracht zieht, bin ich heute möglicherweise gesünder, als ich es vor meiner Krebserkrankung war. Wer kann schon sagen, ob nicht Diabetes etc. die Folge meines damaligen Lebenswandels gewesen wäre? Heute wiege ich 88 kg, die beiden Fotos auf abschließender Seite verdeutlichen wohl am besten, welch positive Wendung mein Körper durch die überstandene Tortour nahm. Und meine Metamorphose ist noch nicht abgeschlossen, es folgt nun auch noch eine Operation, in der die bedingt durch die Gewichts-abnahme überschüssige Haut entfernt wird.

Es gibt nun sicher tausend Dinge, die ich nicht mehr essen kann – vor allem trockene Speisen wie Schnitzel, Burger, Leberkässemmel, etc. Mangels unteren Speicheldrüsen, die ebenso entfernt werden mussten, werde ich auch nie wieder Zuckerl oder Schokolade lutschen können. Aber den tausend Speisen, die mir künftig verwehrt sind, stehen hunderttausend gegenüber, die ich essen kann. Spirituosen darf und kann ich nie wieder trinken – einerseits schmerzhaft (das Schnapserl gehört doch oft zum gesellschaftlichen Zuprosten), andererseits verkraftbar.

Auch ändert sich noch heute, zwei Jahre nach meiner großen Operation, immer noch meine Zungenbeweglichkeit und mein Schluckvermögen. Ich kann Betroffenen nur raten, ihrem Körper alle Zeit zu geben, die er braucht und keinesfalls aufzugeben. Ich war mit Leuten im Spital, die nach einem halben Jahr immer noch ihre Magensonde hatten, weil ihnen Schlucken „zu unangenehm" war. Wenn Ärzte sagen, man muss das Schlucken neu lernen, meinen sie in Wahrheit, man müsse es trainieren. Und ja, das fällt am Anfang wirklich schwer. Aber es wird besser und besser, von Tag zu Tag. Selbiges gilt auch für die Sprache (ein richtiges „R" kann ich wohl auch nie wieder sagen, gottseidank sprech´ ich nicht Russisch). Auch an den stetig bleibenden Druck im Hals bedingt durch die innere Vernarbung des Gewebes gewöhnt man sich irgendwann. Es bleibt einfach nichts, wie es war, aber es negativ oder weinerlich zu betrachten ändert diese Umstände nicht. Also nehmen wir alles, wie es ist, sehen das Positive und sagen:

ES IST GUT SO!

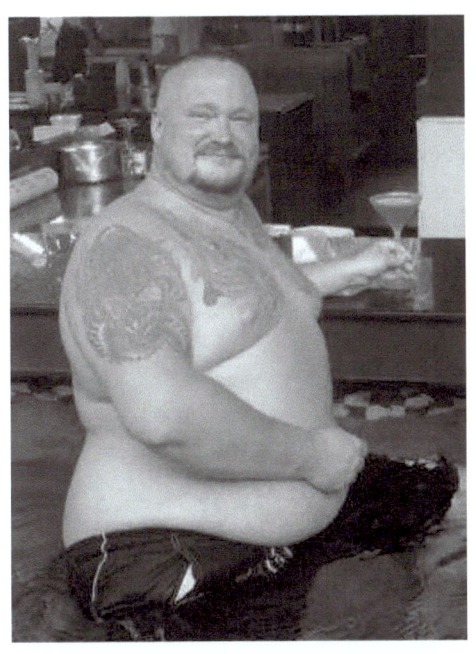

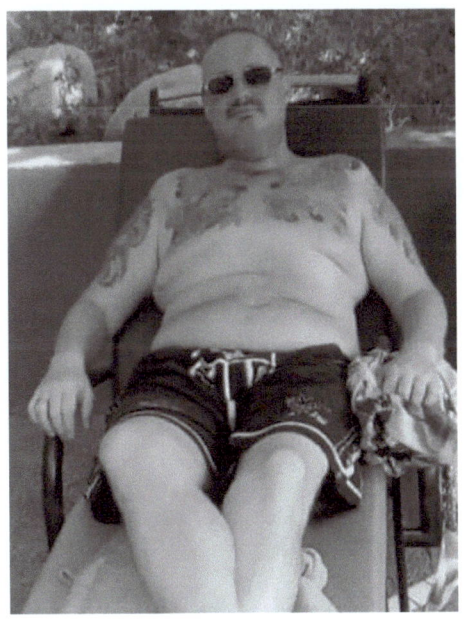

An dieser Stelle möchte ich auch mein erstes Buch erwähnen. Es handelt von meinem „irren – wirren" Berufsleben (Erstausgabe erschienen 2015).

Mit 44 Lebensjahren hatte ich über 30 Berufe, Jobs und Nebenjobs ausgeübt.

Und so war ich Keiler (Drücker), Zinshai, Luxusvillenmakler, Journalist, Kabarettist, Türsteher, in einem Kinder-Rückentführungsteam, „Beinahe-Millionär", im Konkurs, Firmenbesitzer, Erfinder, Reiseleiter und einiges mehr.

Warum mich ein Erdbeben in Japan dreieinhalb Millionen Schilling gekostet hat, was man verdient, wenn man ein entführtes Kind aus dem ehemaligen Ostblock „halblegal" zurück entführt, wie es mich aus dem Rotlichtmilieu in die Scheinwerfer der Kabarettbühnen verschlagen hat, welch geniale und weniger geniale Erfindungen von mir stammen und andere Geschichten erzählt dieses Buch **(erhältlich im Internet – einfach nach dem Buchtitel „Ich hab schon alles gemacht" suchen).**

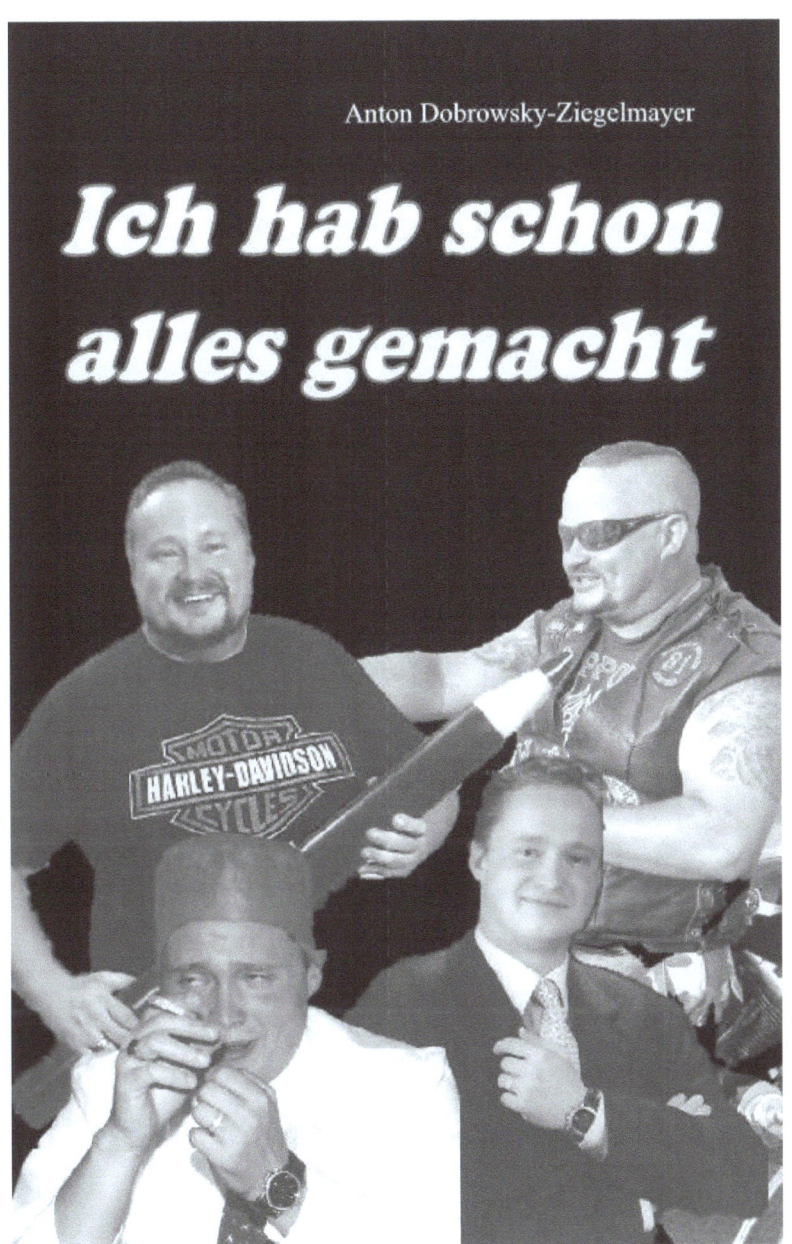

Anton Dobrowsky-Ziegelmayer

Ich hab schon alles gemacht

Widmung

Dieses Buch möchte ich in erster Linie meiner Frau widmen. Sie hat um mich gezittert, mit mir gelitten, mit mir gekämpft und war während der gesamten Zeit mein Fels in der Brandung und immer an meiner Seite.

Aber auch meine Familie und meine Freunde waren stets für mich da, haben mich in meiner Facebook-Gruppe aufgebaut so gut es ging, mir Mut zugesprochen, mich besucht.

Und letztendlich möchte ich es den Ärzten und Pflegern widmen, die mich im KFJ stets bestens, fürsorglich, ja oft sogar richtig liebevoll betreut haben. Hier seien speziell meine „Engel der Nacht" auf der Intensivstation (die Pfleger/innen) und auch alle Mitarbeiter meiner „fast liebgewonnenen" HNO-Station, auf der ich so viele Nächte verbracht habe, erwähnt.

DANKBARKEIT ist das Wort, das all das am besten ausdrückt. Danke, dass es Euch gibt, Danke, dass Ihr während diesem Kurztrip in meine tiefste Hölle an meiner Seite wart!